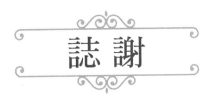

誌 謝

感謝林源泉老師及中華廣廷醫學會，由於林老師的督促與提供開課機會，筆者才有機會與中醫同道分享周師的精彩經驗，並得以將多年的想法形者簡報檔。

橡實文化出版社的本驥及素慧、雪珠，膽敢出版如此專業的中醫書籍，並且建議以有聲書配合 powerpoint 檔案格式的圖表，也算是中醫出版界的一大創舉，符合筆者喜歡創新的個性。

感謝臺北市立聯合醫院中興院區璩大成院長及中醫科江裕陽主任，在我服務期間給予寬闊的發展空間，讓我們過去得以在院內開辦一系列全台絕無僅有的經絡課程，並親自蒞臨聆聽並指導。

感謝慈濟醫療志業林俊龍執行長及陳擎文老師的專文推薦，這都是鞭策我們持續努力的重要力量。

還要感謝蕭菊貞小姐以其文字專業為本書潤稿，以及莊智翔醫師、賴佳君醫師、徐名慧醫師、鄉家明子醫師，在自身醫務繁忙之際還協助校對書稿，諸位醫師的專業與嚴謹，令人感銘在心。

古典經絡針灸大家

周左宇 醫道精要

沈邑穎 著／講述

經絡智慧無盡藏

林俊龍
慈濟醫療志業執行長

慈濟醫療志業推動「健康促進醫院」多年，成果豐碩。而健康促進概念正是中醫傳統保健觀念「上工治未病，中工治欲病，下工治已病」之延伸。預防勝於治療，是中醫的健康觀，也是中西醫可以共同來推動的理念。

2012年暑期，慈濟大學首辦學士後中醫學系招考，預計招收45位學生，沒想到竟然有1657人報考，到考率更高達97.4%，可見中醫已受到年輕一代的重視與肯定。

我受西醫訓練，是心臟內科醫師，但在世界各地的慈濟人醫會義診中，好幾次都見識到義診中醫師令人嘆為觀止的醫術。如2010年海地強震發生後，國際慈濟人醫會（TIMA）的義診團隊抵達當地，美國中醫師廖明煌為一位病患針灸治療後，讓原本長達十四年因疼痛而全身顫抖、必須拄枴杖才能勉強行走的病患，居然可以馬上跑跳。而擅長耳針的吳森醫師，用小小的耳朵扎針、放血就治療了眩暈，讓病患通體舒暢，也常常在義診時幫慈濟志工即時解除疲勞與不適，他為人幽默風趣、鼓勵病患，醫病又醫心。遠在阿根廷成立慈濟人醫會的高忠成醫師，因幫一位韓僑居民針灸後讓當地民眾對中醫高度肯定。高醫師就表示，中醫是很環保的醫療，出門在外萬一身體不適，只要幾根針就可以發揮作用。

慈濟醫療志業中四大院區花蓮、大林、臺北、臺中慈院的中醫科，與西醫會診同心治療病患，在醫界素有名聲。而長久以來堅守偏遠醫療的關山慈濟醫院，2011年八月起因為沈邑穎醫師當仁不讓，讓偏鄉民眾享有一等一的中醫服務，每日門診爆滿，一號難求，讓潘永謙院長經常收到民眾的抱怨電話；2012年四月起，她更帶著年輕中醫師接下中醫巡迴醫療計畫，希望多看一個病人就多減輕一個病痛，並藉下鄉之旅，深入了解偏遠地區民眾的健康狀況。

沈邑穎醫師一直是慈濟人醫會的成員，自2003年十二月她加入北區慈濟人醫會後，海內外的慈濟義診現場，都可以看到沈醫師為病患施醫施藥的慈悲身影；而她在市立醫院服務時，更長期支援馬祖中醫巡迴醫療達七年之久。儘管沈醫師在北臺灣已是具有聲望的「名醫」，但沈醫師更是真心關懷病人、聞聲拔苦的「人醫」。坦白說，關山慈院預備成立中醫科已久，但苦於找不到醫師願意下鄉，沈醫師得知窘況後，打電話毛遂自薦，這樣視病如親的人醫情懷著實令人感動。

從沈醫師的醫術與德行，就可以看出師承淵源。沈醫師師承海峽兩岸著名的中醫周左宇老醫師，被譽為「古典針灸派」一大傳人的周老醫師，最為人稱道的除了精湛的醫術外，就是爽朗幽默、赤子之心和開闊無私的仁醫胸懷。他常提醒弟子「凡救人之事，不必保密」，毫無保留的教導以及傳承弟子自己的一身功夫。這本書是老祖先留給我們最寶貴的醫術資產，更是周老醫師要傳承弟子，也要公諸於世的醫道精要。

本書中言及「經絡」是中醫的核心，不論內科、外科、傷科，經絡打通，身體就健康了。我們全身遍布著不同的「經絡」，經絡是由點到線、由線成面，且是活潑、躍動的；周左宇老先生透過「五門十變」的概念來打通全身經絡，讓我們了解中醫診療思路的經絡基礎，以及各種臨床案例的佐證，對年輕一輩有志中醫者更是難能可貴的經典教材。

中醫師可以靠針灸幫我們打通經絡，平常我們也可以多利用運動和正確的飲食來維持身體機能運行的暢通。證嚴上人常言，宇宙是大乾坤，人體是小乾坤，都會有成住壞空、生住異滅。我們要戒慎虔誠的照顧自己的身心，而人體的奧妙也是讓現代醫學依然不斷努力研究與進步的主因。

中醫素以人體與宇宙互相呼應、天干對位、四時調節、通經健體為長，不論是有心深造鑽研的中醫師，或對中醫有興趣的民眾，都能在本書中領會周左宇老醫師施醫取穴的學養精髓。本書不但讓人眼界大開，也是一本兼具科普與專業、深入淺出又實用的中醫寶典，值得一讀再讀，廣為推薦。

經絡在中興

璩大成

臺北市立聯合醫院中興院區院長

中興院區中醫科是臺北市立聯合醫院針灸重點發展院區，一直以來都很重視針灸的理論研究和臨床教學。

「經絡」這門古老的學問是針灸很重要的理論基礎，同時也是中國傳統醫學的核心，透過經絡可以將中醫的內外婦兒各科連結在一起。經由本院區中醫科同仁的發揚研究，結合經絡理論與臨床，療效顯著，造福許多患者。

本院也是中醫教學醫院，每年都有許多優秀的見習醫師與實習醫師前來學習，在中醫科團隊的共同努力下，無論中醫理論的深化，或臨床診治的訓練，都有相當扎實的課程與帶領，使本院成為北部地區中醫醫師臨床養成的重鎮。近年來，更將經絡教學推廣至臨床中醫師，開展臺灣中醫醫療的新面相。

「經絡在中興」有兩個意義：一是從中興院區出發，發揚中國傳統醫學，尤其是「經絡」的理論研究與臨床應用，在中興院區蓬勃發展；另一是埋沒已久的傳統經絡因著本院區的研究與推廣，正逐步復興當中。

沈邑穎醫師曾於本院區中醫科服務，醫德、醫術兼備，她是臺灣針灸四大派傳人之一周左宇老師的學生，周老師一派以「古典針灸派」著稱，沈醫師整理周老師的針灸理論及臨床經驗，不僅保存了中國傳統醫療文化的精粹，更將有助於傳統醫學的發揚，守護民眾的健康。

沈醫師請託為之序，余亦樂以為之。

古典針灸在臺灣

林源泉
中華黃庭醫學會創會理事長
臺北市中醫師公會常務理事

經絡在中醫扮演極重要的角色，老祖宗早在兩千多年前，就已將經脈系統描述得淋漓盡致，並強調其重要性與特殊性。《靈樞·海論》：「十二經脈者，內屬於腑臟，外絡於肢節。」通過經絡將氣血與營養輸送到全身，濡潤全身四肢臟腑官竅百骸。《靈樞·經脈》：「經脈者，所以能決死生、處百病、調虛實，不可不通。」古典針灸重視經絡以及臟腑辨證，尋求疾病的根源、致病的機理，治療方能一招治病。然而，現今醫學以為眼見為憑，檢驗報告、實驗數據為優先，將看不到、摸不著、不理解的稱作「不科學」，視傳統醫學如敝屣。經絡系統眼不可見、手難以觸，存在性備受質疑，致使現代醫家以痛為輸，眼病扎眼，頭痛醫頭，病患不知良莠，使得古典針灸逐漸失傳，此為針灸的危機。

中醫的科學在於即使沒有精密的診斷儀器，不同於西醫一抽血二驗尿三影像，端靠醫師靈敏的視覺、聽覺、嗅覺、味覺、觸覺，以四診望聞問切所收集到的訊息，辨證論治，處方用藥。《靈樞·外揣》：「視其外應，測知其內」，思外揣內，瞭解臟腑經絡的寒熱虛實，中醫是一套完整的治病哲學，並非神奇，而是科學。經絡為中醫學診斷治療處方用藥之寶藏，熟稔經絡的醫家，一針在身，即可懸壺濟世。

一門學問的態度，不能停於學術研究，更要落實於臨床上，不間斷的印證。沈邑穎醫師承襲周左宇老師數十年醫術及經驗，為古典針灸第三代傳人。周老師自幼學習針灸，跟隨多位尊師學習，累積經驗。於1971年開始，在臺北「中華民國易經學會」定期授課，並在中國醫藥學院、臺北醫藥學院、針灸義診中心演講、推廣針灸臨床與教育，培育英才。另外，結合個人經驗出版《針灸斷病法則》、《針灸配穴思路》、《扁鵲針灸治療法則》等書籍，為後世留下針灸治療的方向，乃為針灸界萬人景仰的一代宗師。

沈邑穎醫師承接並貫徹周恩師的理念，憂心針灸流為解除「痠痛」的工具，古典針灸重視臟腑與經絡辨證的精神逐漸消失。除了將恩師的理論與研究發表於期刊，更在龐大忙碌的醫院門診中，用心教育跟診的實見習醫師，提攜後輩不遺餘力、毫無保留，其無私無我精神，令人欽佩動容。此亦是遵從周恩師毫無藏私的風格。沈醫師通曉經絡，熟諳臟腑，秉持一顆熱忱執著的心，學術結合臨床，並著手專研眼睛、婦科等疾病，針灸用藥獨樹一格。在中青代當中，是一位非常有成就的醫師，為針灸界翹楚，由於沈醫師追求完美的認真態度，古典針灸開始發揚光大。

此書閱讀它千萬遍也不厭倦，每每拜讀都能啟發不同的思維和想法，深深感嘆中醫的奧妙與智慧，也從字裡行間感受到沈醫師的用心，是一本值得一讀再讀的好書。

「看那看不到的東西，聽那聽不到的聲音，想那想不透的道理」，以此境界，與各位分享。

重新認識經絡系統

推薦序 4

江裕陽

臺北市立聯合醫院中醫醫療部針灸科主任兼中興院區中醫科主任

針灸醫術，是中華民族的智慧結晶，中醫僅用針刺入身體特定部位，即能治療各種疾病，為病人解除痛苦，令人覺得不可思議。尤其同一種疾病，不同患者所針的穴位，可以不同；不同疾病卻可以針相同穴位，所謂「同病異治」、「異病同治」，更讓西方人佩服不已。

尊師重道，是中華文化的優良傳統，透過師徒薪傳，許多優質的傳統文化及技藝，才得以保存下來。周左宇醫師一生，師承周汝漢、楊天霖、承澹盦、孫培榮等四位中醫名家的功夫於一身，承先啟後，作育英才。沈邑穎醫師是周老師的學生，秉承周老師樂於分享的精神，將周老師臨證經驗整理成冊，公諸於世，實屬「立言」壯舉，令人敬佩。

本書不僅對於傳統針灸配穴理論及通經補瀉概念，有詳細的解說，對於臨床常見疾病之治驗穴位，亦作了有系統的整理。凡我中醫同道，若能從本書豐富的內容中，對於經絡系統有新的認識與啟發，並將之應用於臨床治病，而更能得心應手，則是本書著者之宏願，亦將是患者之福也。

值得終身學習的中醫典籍

推薦序5

陳擎文

國科會針灸數位典藏國家型科技計畫執行人

當我剛拿到本書的文稿樣本時，迫不及待的趕快翻閱，隨著翻頁與翻閱的過程中，不斷發出驚嘆與驚呼聲，因為書中幾乎將周左宇老師一生的針灸治療經驗完全公開，就像書中周老師所說：「凡救人之事，不必保密。」這是何等的氣度與修養啊！讚嘆周左宇老師與沈邑穎醫師的胸襟與涵養。

周左宇老師一生師承四位針灸大家，並行醫超過七十年，周老師將這些古典針灸的傳承與經驗熔於一爐，沈醫師則將之遍灑於本書，每一頁都可以看到古典針灸的精華身影，真的是滿地都是口訣與經驗，俯拾皆是，舉手便得。書中將古典針灸的師承特色分為十三類：「通經、對位、穴名、傳統配穴、經驗配穴、特殊針法、灸法、補瀉、流注、藏經、推廣、廣納、不針之症」。書中的周左宇老師臨床治療單元，更是以老師多年的各種治療案例探討，來闡釋針灸古義配穴法中的各種理論，讓讀者可以將很多難懂的針灸古典理論，快速地消化與吸收。至於周左宇老師專病療法單元，更是臨床常見且難治的七類疾病的治療精華，讓讀者可以由此間接傳承到古典針灸的治療經驗。

本人這幾年因為執行國科會針灸數位典藏國家型科技計畫的因緣，四年前曾經錄影採訪過周左宇老師，當時並幫古典針灸這一派做一點點數位典藏的工作。印象中的周老師，爽朗的笑容與中氣十足的談話，絲毫看不出他當時已經高齡九十三歲了。也因為這次的採訪經驗，後來陸續認識了很多周老師的學生，他們都是與周老師一樣古道熱腸的人，雖然我無緣成為周老師的弟子，卻很榮幸能夠認識他們，大家都一起承擔這一代人應該傳承中華文化的工作，為中華文化的傳承與創新盡一己棉薄之力！

在此衷心推薦本書，值得大家永久典藏與終身學習。

作者序

典型在夙昔
——周左宇老師紀念文

沈邑穎

仁醫良醫

「救人的事不要保密」，周左宇老師曾經不只一次這麼告訴大家。雖然只是一句話，卻也毫不保留地將周師開闊的仁醫胸襟，以及傳承中醫古典派針灸的使命，一語成願。周老師這份毫無保留的教導，與長久以來傳統中醫界的保守迥然而異，還記得有一回與老師通電話洽談事情，沒想到老師心心念念的，竟然是叮嚀著身為學生的我：「最近有沒有多用針呀？要多用多練習……」當下，我知道他心裡頭掛記的仍是期許我們要發揚針灸醫療，然後去救更多病人。

2011年，周師以高齡97歲辭世，我不捨失去了一位好老師，對中醫界來說，更是一大損失。周師留給大家的，不只是古典派針灸的妙法，更有他身為中醫師仁心仁術的仁醫典範。《靈樞・九針十二原》提到：「小針之要，易陳而難入。」針灸很容易操作，但是其理論卻非常深厚，苟非得其門，難入其堂奧。也因此周師一再提醒我們，要傳承、發展、推廣針灸，並要「將此金針度與人」。

希望這本書的出版，能作為獻給周師的最敬禮，也代表我們對周師永誌不忘的思憶之情。

憶吾師，他的爽朗熱情、良師風範，影響我至深至遠。猶記當年我跟隨周師習醫時，他已經高齡88歲，說話依舊聲如洪鐘，像個老頑童般，始終保有那份純真的赤子之心。他愛說笑話，心情開朗，而且唱作俱佳，年輕時還會去票戲，談起對教學的熱忱更是令每位學生印象深刻。有一次上課，老師幫我扎風池穴，雖然年事已高，右手臂又曾嚴重車禍骨折過，老師取穴仍舊精準，針感渾雄，直灌腦內，老一輩針灸醫家的深厚功力讓我相當震撼，迄今難忘。

老師早年投身軍旅，不僅沒殺過人，反倒在軍中救了很多人，尤其戰亂期間疫癘嚴重，物資匱乏又缺醫缺藥，死亡人數難以估計。周師在湖南省鳳凰城，跟隨承澹盦老師以針灸方式救人無數，甚至還訓練了一批當地居民以針救人，一時之間蔚為傳奇。後來，周師跟隨軍隊到臺灣，有次軍車不慎翻入河內，老師極力搶救，應用中醫傳統救溺水的方法──讓患者趴在鍋子外凸的底部，擠壓背部，吐出肺內之水，拯救了不少弟兄。

1970年代，周師還跟同門師兄們創辦了台北義診中心，幫助貧病之人。除了看病給藥不收費之外，若聽到病人沒吃飯，還會一人發給五塊錢，要病人去隔壁喝豆漿；若聽到鄰居有困難，也總是二話不說就出手相助。我相信對老師而言，當醫師早已經不是為了賺錢的職業，而是一份高貴的生命態度──善念無價，救人無求。周師的這份仁醫特質，讓我受益良多，也時時刻刻提醒自己，身為中醫師的使命和責任。

網路上也曾經有人好奇，周師長期晚睡，又抽菸，怎麼還能活得那麼長壽，那麼健康？其實我一點都不意外，我相信他的單純、善心、善念是他身心最大的支持力量。

憶良師，我無限感恩。周師在針灸教學上，總是毫無保留不藏私，更時時激勵著每一位學生要積極學習，多練習、多看病人，才能真正體悟針灸醫療的精髓之處。周師出身北方中醫大家「永安堂」，他曾憶及自己的習醫之路，也得感恩父親平日的嚴厲教誨。身為長公子，就算已經考上了師範大學，父親仍然時時鞭策著他，不僅要背著中醫包包隨父親去看診，還要時時抽背中醫典籍，若結果不如父親預期，老師還會挨打……晚年，老師想起這些前塵往事，苦澀艱辛的訓練過程，其實奠定了他日後厚實的中醫基礎。周師家學淵博，又外學楊天霖、承澹盦、孫培榮等三位老師，再加上豐富的臨床經驗，成就了周師古典派針灸之大成。

周師天資聰穎、記憶力過人，統合能力佳，不僅將「五門十變法」充分應用於臨床，記錄其父親所教授的流注歌訣，還首製現在針灸界常用的子午流注靈龜八法轉盤，以及編寫孫培榮老師醫案為七字歌訣。這兩件事情老師一直不希望我們傳揚，但我們覺得應該給老師一個歷史上的公論。

情義並重

殊為可惜的是，人禍無情，原本與同仁堂齊名的「永安堂」，卻因為動亂而遭逢浩劫，雙親遇難，這對周師而言，是難以承受之痛。這段人生經歷，也讓老師一生極為重情重義，除了熱心助人之外，他還照顧單身的袍澤，直到晚年都留住在他家，共同生活。幾年前師母跌倒受傷後，老師也毅然放下台北的課程，回到苗栗陪伴、照顧妻子，這份真心真情，令人動容。

周師為人嚴謹，卻又很懂得生活，平日他隨性自在、又重情義，對於社會公義之理，十分剛正不移。至於名利之事，對周師更是如浮雲流水，他不攀緣、不貪求，甚至還非常低調，雖然是一代中醫大師，但待人仍然隨和親切，絲毫不擺架子，對身邊人總是一視同仁。這份簡單、快樂又認真的人生觀，值得所有後輩學生效法。

中醫界一代大師的隕落，身為學生，傷痛之餘，更有深重的傳承使命感。很感謝周師的啟蒙，引領筆者一窺經絡針灸的奧妙，沒有周師當年的教導，筆者可能還在針灸門外徘徊，不得其門而入。筆者如果在針灸經絡上有所體悟，有所傳承，都要歸功於這位恩師。謹以此文獻給我們深愛的、永遠的、可愛的「老頑童」——周左宇老師。

目次

Part1　經絡：打開中醫大門之鑰 ………29

Part2　周左宇老師的習醫經歷 ………33

Part3　周左宇老師的師承特色 ………45

Part4　周左宇老師的臨床治療與醫案思路探討──治療總論

Part5　周左宇老師的臨床治療與醫案思路探討──治療個論

Part6　周左宇老師的臨床貢獻

躍動的經絡

沈邑穎

緣起

2002年為了即將展開的中醫臨床工作，有點擔心，特地前去台電大樓附近的啟業書局買書，遇到熱心的戴媽媽，趕緊問起是否有不錯的針灸老師可以學習。戴媽媽笑容滿面的推薦周左宇老師，直誇周老師的課有趣又有收穫。個人頗為懷疑，因為沒有聽過周老師的大名。但因著戴媽媽的強力介紹，前去易經學會報名，還推薦幾位道友同行。

本以為針灸課就該照著八股派的方式進行，先講經絡循行，然後介紹穴位位置及主治。沒想到第一次上課，就被老先生迷倒了。周師的上課內容生動活潑，講課方式風趣幽默，課堂中笑聲不斷。曾有一位師弟說過，要鑑別是不是周師的學生，聽笑話就知道。老師為人隨和豪爽，信手拈來，故事多多，個個都是臨床有效醫案。我在大陸也上過針灸課，但從沒有像老師提供這麼多生動的臨床案例，還有許多特殊經驗，例如治療瘧疾等。周師向四位現代中醫名師學習，歷經抗戰直到現代，經歷許多活生生的診療案例，其內容遠遠超乎我們的想像。

啟發

課堂中周師毫無保留，除了分享個人經驗外，還介紹四位老師的理論與特定經驗，內容豐富且生動。隨著課程的進行，有些針灸理論或臨床應用越來越深奧，但周師不會直接說明原理，要讓學生獨立思考。臨床上筆者開始慢慢應用，越用越有心得，療效顯著，但對於機理尚不明瞭。周師的「五門十變法」對於筆者猶如轟天雷，震開筆者學習中醫的大門。透過通經理論，原先一直無法理解的中醫概念，突然浮現清楚的脈絡。2004年在徵得老師的同意下，撰寫〈三天三骨症之介紹與臨床治療〉一文，首度嘗試透過「通經概念」解讀老師的配穴思路。

2006年撰寫〈中醫眼科的經絡理論及臨床應用探討〉，大量加入「通

經」概念闡釋個人對於中醫眼科的經絡理論，以及臨床上的應用思路。許多內容也是在周師既有的基礎上加以推廣，例如將養老透間使，轉化成養老透心經。有次拜訪老師，原以為老師不會注意到這些內容，想不到老師竟然笑呵呵說：「你不是有提到養老透心經？」

體會

隨著個人臨床經驗的累積，仍有不少不知其所以然之處，於是開始埋首研究，由奇經八脈，回到正經，並從臨床觀察反覆驗證，再透過「通經」概念，深深體會「經絡是中醫各科的共同基礎」、「經絡是中醫的核心」等概念，也因此決心全力投入研究經絡及其臨床應用的切入點。

經絡特性

透過經絡與中醫理論的學習、臨床的觀察，以及診治的驗證，發現經絡不是死的，不是線條而已，而是活潑的，不斷躍動的，由點成線成面，隱含著深厚的中醫理論，可以馬上被驗證，可以作為中醫各科彼此間的橋梁。這些特質非常微妙，唯有細心觀察方能體會。

近五年來，筆者以傳統經絡理論及通經理論為主體，除了在醫院針對見習實習醫師開辦系列「經絡概論」及「經絡學苑」課程，一起研究討論經絡的內涵之外，2010年還在中華黃庭醫學會開辦「經絡十講」課程，希望將臨床的思路與中醫同道分享。

本書內容來源

本書內容來自於2010年筆者在中華黃庭醫學會「針灸古典派周左宇老師師承及臨床思路探討」的演講稿，這是首度全面性探討周師的傳承與經驗。

兩年多前，由於師母生病，老師無法前來台北授課，曾詢問筆者可否接下後續課程，但囿於客觀因素，筆者向老師報告會在中醫的醫學會中授課，只是聽眾族群以中醫師為主，老師點頭同意。開課前，再度到老師苗栗家中拜訪，請問老師可以公開講授的範圍，老師很豪爽地說：「全部都可以講授。」因此，筆者從老師的所有著作中，選取具有代表性的內容，並嘗試以臟腑及經絡理論闡釋，然後歸類統合。

橡實文化出版社的總編輯周本驥小姐亦前來聆聽這次的演講，並希望能透過出版，把周師寶貴的經驗和傳承完整介紹給對中醫有興趣的人。為了此事，筆者與周總編等人在2010年9月到苗栗拜訪老師，徵得老師同意後，開始著手進行此書的編輯工作，並在同年11月20日將編好的書稿帶到苗栗與周師討論。老師看到書稿，當下專心看了起來，並與筆者做了些許討論，更承諾將親自為本書寫序。直到我們為了趕火車必須離開，老師仍舊抱著書稿閱讀。

由於是以演講內容成書，書中保留了大部分的投影片，提綱契領，便於讀者快速掌握周師的寶貴經驗。而原課程中口頭闡釋的部分，則進錄音室重新錄音，透過書與聲音的結合，冀能闡述周師深奧醫理於萬一。

主題架構

本書共分六個部分，首先定位「經絡」在中醫的地位。「經絡」對於中醫的重要性，不僅歷代醫家反覆提醒，對於筆者個人而言，周師所教導的「五門十變」法更是協助筆者敲開學習中醫大門的重要關鍵，相信中醫同道也會有類似的看法。接著介紹周左宇老師的習醫經歷及師承特色。

第四及第五部分則自周師著作中挑選相關內容，探討周師臨床治療與醫案思路探討，包括「治療總論」及「治療個論」。此二部分結合前述的理論與周師的臨床經驗，更能呈現「古典針灸」派的特色。

最後一部分則是筆者以周師學生及臨床醫師的角度，總結周師這位國寶級的針灸大師的臨床貢獻，包括臨床醫療特色、中醫研究及貢獻等。

本書主架構

Part1 經絡：打開中醫大門之鑰

Part2 周左宇老師的習醫經歷

Part3 周左宇老師的師承特色

Part4 周左宇老師的臨床治療與醫案思路探討——治療總論

Part5 周左宇老師的臨床治療與醫案思路探討——治療個論

Part6 周左宇老師的臨床貢獻

主題介紹

自古以來有關十二經絡的研究本就不多，如何將經絡的循行及病候概念應用於臨床者更是少見，筆者從事針灸臨床體會，經絡是中醫各科的共同基礎，除了針灸之外，無論是中醫基礎中的藏象學說、臨床上的診斷，或藥物歸經、方劑應用，甚至臨床各科，都會應用到經絡，所以經絡是打開中醫大門之鑰。而隨著藥物的種植環境改變，道地藥材取得不易，筆者預言，無論從環保的角度，或是對於健康的概念，不需藥物的「經絡」將成為未來醫療主流。

Part 1 經絡：打開中醫大門之鑰

【1】經絡是中醫的核心，也是未來醫療主流

在中醫學習的啟蒙階段，「經絡」都是必讀的內容，之後無論是藏象學說，或是藥物歸經、內科的辨證施治、方劑的應用、傷科的病位思考等等，都是以經絡為基礎，所以「經絡」可以說是中醫的核心，也是中醫各科的共同基礎。隨著地球氣候環境的巨變，未來藥物的取得將會越來越困難，筆者深信經絡將成為未來醫療的主流。

Part 2 周左宇老師的習醫經歷

周師是好學之人，四位老師都深具特色，網路上則稱周老師師承的流派為「古法針灸派」或「古典針灸派」，故在此章節中介紹周老師的門派特色。周師不僅認真繼承四位老師的教導，並毫無保留地教導給後學者。

【2】古典針灸派之緣由

2005年3月2日香港署名翁明富曾撰寫一篇〈台灣針灸四大派〉的文章，文中提到台灣針灸有四大派，其中周左宇老師師承孫培榮老師，屬於「古法針灸」派，並認為古法針灸派完全不用任何藥物，傳承有自己的手法。筆者認為此說不夠全面。根據周老師的教導以及臨床應用的體會，筆者不揣淺陋地將古法（古典）派的特色歸納如下：

- 以《內經》及《針灸甲乙經》、《針灸大成》等傳統典籍為理論基礎。
- 將傳統理論確實納入臨床應用。
- 採拾散落於民間的針灸經驗。
- 重視「整體觀」及臨床思路。
- 重視「辨證論治」（含臟腑辨證及經絡辨證）。
- 以「經絡」為共同基礎，各科有共同語言及思路。
- 廣泛且靈活應用各種療法於臨床各科疾病。

在陳擎文老師所架構的「再探針灸大成」網站中，則稱孫培榮老師這一派為「古典針灸派」。

由於老師之四大師承各具特色，筆者曾問過周師，我們到底屬於何派？是網路上所說的「古典派」？或是「承派（承澹盦老師）」抑或「孫派（孫培榮老師）」？老師爽朗一笑說：「都是啦！」所以就決定稱本門為「古典針灸派」。

【3】承先——啟蒙與師承

猶記2002年時電視正播出以北京同仁堂故事為底本的《大宅門》連續劇。課堂中，老師曾悠悠地說：「當初我們家永安堂比同仁堂還大很多很多……」身為北方最大藥房的長公子，周老師當然親受父親周汝漢先生的啟蒙指導。除此之外，老師還拜於以嚴厲著名的楊天霖老師門下；抗戰期間在軍方安排下，師承溫文儒雅的承澹盦老師；隨軍隊播遷來台以後，復以「足臨泣」取穴法進入孫培榮老師之門。四位老師不僅學養豐富，更將各自的專長傳授予周老師。周師聰明強記，不僅記下每位老師所傳授的知識，並靈活運用於臨床上，取得奇效。

【4】啟後——行醫教學和著作

周師從1970年代開始，除在台北「中華民國易經學會」定期講授針灸課程外，還在當時的中國醫藥學院、台北醫藥學院、針灸義診中心……等處不定期授課。向周師學習針灸的學生人數約有四至五萬人，入室弟子百餘位，遍布海內外。

為了服務民眾，周師還與孫派同門師兄弟及諸多針灸同道、大家，成

立「台北針灸義診中心」，提供免費針灸治療，推廣中醫。一般市面上的針灸古籍及現代書籍，多數都是大陸地區的治療經驗，周師透過治療大量的義診病患與臨床觀察，不僅驗證傳統的針灸理論，更累積許多現代臺灣的針灸特色，這些特色對於臺灣學者更有直接的臨床指導意義。

除了懸壺濟世外，周師還費心編纂上課用的針灸教科書，例如《針灸重點釋義》、《針灸斷病法則》等，且將四位老師的師承以及個人經驗著述成集，例如：《培公針灸驗案歌》是記錄孫培榮老師的臨床經驗，還有《扁鵲針灸治療法則》、《針灸配穴思路》、《針灸快針治療法則》等。《周公月波臨床精華錄》則是周師令翁的寶貴經驗，周師一本傳承中醫的理念，將之公諸於世，以饗同好。除了醫道外，周師還擅長書法及國畫，所繪之牡丹尤其栩栩如生，堪稱一絕，周師書畫作品由師兄整理成光碟《周左宇書畫小冊》，全部致贈給學生們。周師文筆一如其人，發表的幽默短文充分顯露出老師的頑童個性，由友人武仲瑛收錄輯成《周公短文集粹》一書。

《針灸簡易二穴應用法》、《頭面與婦科常見疾病之針灸驗穴》、《三大經絡疾患之針灸特效法則》、《特效灸法驗穴精選輯》等四本小冊，則是周師在壽宴中，免費送給學生的珍貴禮物，得者如獲至寶，無不細細研讀，從中領略老師的寶貴經驗。

Part 3 周左宇老師的師承特色

本章節詳細介紹周師師承自四位老師的特色，以及周師自己的特殊經驗。但在進入主題之前，先討論到底針灸能否治療內科病，主要的考量有二：一是由於針灸「易於操作，即時見效」的特性，風行於國際，但常常僅使用於治療痠痛；二是古典針灸派除了治療痠痛之外，還擅長治療內科病證。所以，針灸到底能否治療內科病，應該先行討論。

【5】針灸能治內科病嗎？

古代醫家曾云：「一針二灸三用藥。」《標幽賦》中亦說：「拯救之法，妙用者針。」針灸的特殊性及有效性可見一斑。進入20世紀之後，隨著針灸在國際上風行，不同的針灸理論風起雲湧。但是，針灸

除了可以治療目前較常見的神經肌肉系統疾患外，能否治療其他科別病證呢？筆者分析《內經》中有關十二經絡是動病與所生病，以及1996年世界衛生組織（WHO）認可64種針灸適應症，發現無論古今中外的專業觀點，都說明了針灸可以治療內科病證。

【6】古典針灸在中醫的臨床特色

依據不同的治療方法，目前中醫可大致分為「內科」、「針灸科」及「傷科」三大科，不同科別各具特色，多數中醫師擅長一至二科為主。此三科是否該如西醫的科別一般獨立作業？由於「經絡」是針灸、內科、傷科三者的共同基礎，如果能妥善運用經絡概念，其實針灸、內科、傷科三者是可以相輔相成，共同成長的。

筆者試著將周師所傳承的古典針灸整理成十三項臨床特色，包括：通經概念、對位法、穴名應用、傳統配穴、經驗配穴、特殊針法、灸法、補瀉、流注八法、藏經、推廣、廣納及不針之症。

【7】古典針灸的通經概念

五門十變法源自《內經》，是一種應用天干對位法的「通經」概念，加強「表裡經」之外的聯繫。此法隱用於古代醫家的經驗中，直至周師才明述臨床用法。五門十變法是帶領筆者打開中醫之門的鑰匙，無論中醫理論或臨床，皆從此概念獲益良多。詳細概念說明，請參閱書末附錄筆者所發表的論文：「經絡通經概念──五門十變法及臟腑通治法（理論篇）」。

【8】古典針灸的對位法

「扁鵲神針法」據說傳自東周時代的名醫扁鵲，其實是應用人體的上下對位關係，周師認為此法對於表症及四肢疾痛療效特著，筆者多用於現代人多坐少運動，或是運動受傷所導致的痠痛狀況。

【9】古典針灸的穴名應用

「內外山陵、丘海池渠、溝谿泉井、手足治療法」是運用穴名特性來治病，周師有許多有趣的案例，針後即見效。

【10】古典針灸的傳統配穴

古典針灸既然名為「古典」，當然大量運用傳統配穴。周師臨床上最常用者包括原絡治療法、俞募治療法，還有善於治療急性疼痛的會郄治療法等，這也都是一般針灸醫師常用的配穴法。

【11】古典針灸的經驗配穴

「經驗配穴」主要論述周師特有的臨床法則，包括遠近取穴治療法、簡易二穴應用法、臨床經驗配穴法以及臺灣的特殊治療經驗。

【12】古典針灸的特殊針法

除了配穴特色之外，周師還有特殊針法，例如傳承自楊天霖老師的擔法，即以一針透兩穴，猶如扁擔兩頭挑，故名為「擔法」。另外則為周師為了因應臺灣特殊環境所創的快針法，期以最少的針刺和最短的時間能達到應有療效。

【13】古典針灸的灸法

周師臨床上常用灸法，但並不局限於寒證及虛證，而是廣泛應用於臨床各種疾患。

【14】古典針灸的補瀉

從古至今之針灸醫師都非常注重補瀉手法，周師認為「補瀉要義，是加強針灸療效」，所以去蕪存菁，特別重視呼吸法，並有特殊的攻灶法。

【15】古典針灸的流注

周師的尊翁擅長子午流注，周師年輕時未及向父親學習，在從軍抗戰期間寫信向父親請益，父親要周師特地回家，面授「周記永安堂子午流注算穴歌（開穴歌）」。「靈龜八法」部分，周師還有「求時干法」。此兩法提綱契領，有助於臨床快速運算之用。

【16】古典針灸的藏經

周師古文基礎扎實，文筆流暢，將孫培榮老師的臨床經驗以七言歌訣方式撰寫成《培公針灸驗案歌》，如實保存當代醫家的寶貴經驗，猶

如將典籍珍藏於經閣中，俾於繼續傳承予後學者。

【17】古典針灸的推廣

周師除了傳承四位老師的經驗之外，還深入探究針灸典籍，例如《針灸集成》、《針灸大成》等，並向針灸界大力推廣，期能提高同道的興趣。

【18】古典針灸的廣納

周師雖為古典派傳人，並不故步自封，只要是有效的療法皆採用之，例如董氏奇穴、耳穴、手針及頭皮針。

【19】古典針灸的不針之症

老練的針灸醫師都會知道哪些症狀不宜針灸，以免造成副作用。周師特別殷切提醒不宜針灸之脈象與情緒，並告誡在施行針治時，患者與醫師皆需保持平心靜氣，才能接受針灸治療。

Part 4 周左宇老師的臨床治療與醫案思路探討──治療總論

【20】治療總論與醫案探討

介紹應用傳統中醫藏象學說和經氣流注等概念的臨床醫案，以及以穴名為主要取穴參考的「內外山陵、丘海池渠、溝谿泉井」治療醫案，還有治療情志病的十三鬼穴應用經驗。

由於中醫傳統理論看似精簡，實則深奧，常令年輕的中醫同道不知如何切入與應用。周師以其深厚的中醫根基，結合中醫古典理論與現代臨床，不僅指導後學者應用中醫理論之脈絡，並呈現中醫古典理論在中醫臨床的指導地位，極具中醫特色。此部分內容無論在現代的教科書或臨床報導皆不多見，故特別擷取相關醫案，並嘗試以中醫理論闡釋周師應用思路，以期後學者可從中學習掌握診治要領。

【21～30】針灸古義配穴法醫案

「針灸古義配穴法」一詞出自周師的著作《針灸配穴思路》。此章節

介紹周師應用中醫藏象學說，包括五臟與五色、五味、五液、五臟所主、五臟所藏、五臟所開竅、五臟屬性、五勞所傷、五臟邪氣的關係等，以及經氣流注理論的臨床醫案。在面對複雜的病情或陳年痼疾時，「針灸古義配穴法」的思路有助於掌握疾病的核心，獲得療效。

【31】內外山陵、丘海池渠、溝谿泉井及手足治療醫案

周師在《針灸斷病法則》中說：「古代東周扁鵲先師已用此法治疾。傳流至今已數千年，惟中醫守密，自清以來，有漸次失傳之痛，為使此種方法宏揚，故將原認密傳之方法，予以公開，俾使愛好同道，共同研究我國文化寶藏。」

古代由於教育不普及，有能力著述之醫家多數皆受過儒家教育，故有「儒醫」之稱。儒家向來重視文字與文義，所以在為「穴名」命名時，或以部位，或以療效等，以期用二至三字概括該穴之特色。本法即是以病情配合穴位名稱為主要選穴參考。歷代以來，此方面醫案或有記載，根據筆者臨床經驗，只要辨證精準，選穴得宜，針數可少，療效頗佳。

【32】十三鬼穴應用

「十三鬼穴」歷代醫家多應用於治療精神異常疾患，具有明顯的安神定驚作用。由於功效宏大，副作用也較大，故周師特別提醒應用此法之注意事項，包括針穴的順序、不要留針等，並建議除非病情需要，不要輕易針滿十三穴，「得饒人處且饒人」，從此也可看出周師悲天憫人的胸懷。

Part 5 周左宇老師的臨床治療與醫案思路探討——治療個論

【33】治療個論與醫案探討

此章節將介紹兩大主題：專病療法的醫案及綜合醫案。

專病療法介紹特定疾病的針灸治療，包括六類臨床常見疾病，如肥胖、坐骨神經痛、耳鳴、耳聾和聾啞、顏面神經麻痺，以及頭部和婦科常見疾病等，另介紹周師灸法治療經驗。

綜合醫案則是從周師《針灸斷病法則》書中二十二個醫案選取五個醫案探討，採取「病例介紹→診斷→治療→釋義→討論」方式介紹。

當初擷取醫案的考慮點，包括較少見的疾病，如醫案2「小舌（懸壅垂）鬆弛」；或病已年久，如醫案1「膝腫、腿麻、關節肥大、腿僵硬」；或病情較為複雜，周師診治思路多次轉折，如醫案3「偏頭痛」、醫案4「頭痛」，及醫案5「腰痛、頷痛、不思食」等。

筆者特別選取兩個頭痛醫案，從中可看出周師重視「辨證施治」、「同病異治」的中醫特色。

最特別的是醫案4「頭痛」，由於病情複雜及病患特殊體質，周師綜合「病家自身病變、脈象及天候五行，推理處方下針」，診治過程中，跌宕起伏，峰迴路轉，宛如武俠小說中的「華山論劍」，令人目不暇給，甚是精彩，加上周師的親筆說明，更添氣勢。

【46】醫案5：腰痛、頷痛、不思食

Part 6 周左宇老師的臨床貢獻

【47】周左宇老師的臨床醫療特色

周師的臨床醫療特色有四：一為結合臟腑辨證與經絡辨證的「內科針法」，二為快針及二穴的「精簡療法」，三為結合針、灸、藥、罐等的「複合療法」，四為重視「補瀉法」。

依據周師的病案分析，周師擅長使用遠近配穴法，遠端取穴的思考常採用臟腑辨證或經絡辨證，或兩者合用。周師也會依據病情需要及病人特質採用不同的治療方法，例如簡易者，可採用快針及二穴的「精簡療法」；複雜者，則採用多種治療方式的「複合療法」。從這些治療特色可看出周師針灸臨床的靈活，並非一般套穴的方式。

【48】周左宇老師的中醫研究及貢獻

周師忠實記錄師承及個人經驗，可廣泛應用於各種病證的診治。這位國寶級的老師毫無保留地將這些寶貴的「通用法則」教導給所有的學生，開啟了後學者中醫研究與臨床診治之門。

周師是爽朗豪邁的人，猶記老師在課堂中唱作俱佳地告訴我們他老人家的生活哲學時，全班不禁哄堂大笑。到底內容為何？就請各位讀者在書中尋寶囉！

本書書末的四篇論文，是筆者分析周師的針灸理論與臨床經驗，包括〈經絡通經概念－五門十變法及臟腑通治法（理論篇）〉、〈三天三骨症之介紹與臨床治療〉、〈周氏用穴經驗系列之一：然谷穴治偏頭痛探討〉及〈周氏用穴經驗系列之二：養老穴透間使臨床應用〉，謹提供中醫界同道參考。

後記

本書籌備期間，遭逢2011年3月11日的日本關東大地震，導致地軸偏移10公分，加上本州東移2.44米，海底出現150公里的巨縫。依據人與自然相應，人體也會受到不小影響。筆者依據臨床觀察以及中醫理論的思

考，人體的「中軸」理論上與地面成一特定角度，「百會穴」為固定人體中軸的上卡榫點，讓軀體與地平面維持平衡穩定的關係。而當地軸偏移，人體的中軸與地平面的角度也隨之改變，變得不穩定不平衡。

由於人體與自然的不平衡關係，造成身心的不安定感，繼而產生一系列莫名的不適症狀，例如頭暈昏重、心悸胸悶、莫名煩躁、全身不適、脈動不安等。由於人體中軸的上卡榫點在百會穴，因此只要刺激百會穴及附近區域（針刺或按壓皆可），即可鬆開舊有的中軸，讓軀體自動微調中軸，與現有的地平面建立新的平衡穩定關係。一旦建立平衡穩定關係，先前的不適症狀即可改善。在門診應用此治法，療效顯著。

另外，由於災區醫療資源嚴重缺乏，部分災民雖幸運逃過地震，最後卻因為天寒、體弱加上醫療資源不足，在避難所過世。在缺水缺電缺能源的狀況下，連煮藥服藥保暖都是一種物資的限制，此時，以經絡概念為基礎的治療法就非常適用，只要辨證正確，無論是以針刺疏通經絡氣血，或以艾灸溫通溫補，或以雙手或輔具給予適當地按揉，不僅可以通調血脈，改善身體狀況，更可安定心神與情緒。

Part **1** 經絡：打開中醫大門之鑰

1-1 「經絡」是中醫的核心

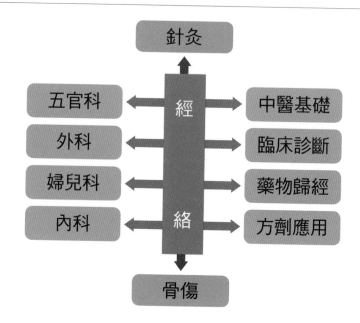

1-2 「經絡」是中醫各科的共同基礎

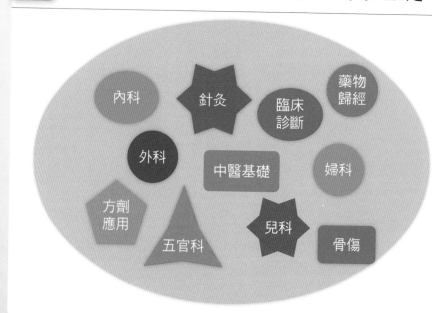

1-3 中醫理論都離不開「經絡」

中醫理論：

- 四總穴：頭項尋列缺⋯⋯

- 肺主通調水道：

「飲入於胃，遊溢精氣，上輸於脾。脾氣散精，上歸於肺，通調水道，下輸膀胱。」——《素問‧經脈別論》

基礎都是經絡

提壺揭蓋法⋯⋯

1-4 內科方劑的基礎也是「經絡」

以苓桂朮甘湯為例：

- 中醫：

❶ 傷寒若吐若下後，心下逆滿，氣上衝胸，起則頭眩，脈沉緊，發汗則動經，身為振振搖者，苓桂朮甘湯主之。——《傷寒論》

❷ 心下有痰飲，胸脅支滿，目眩，苓桂朮甘湯主之。——《金匱要略》

❸ 短氣有微飲，當從小便去之，苓桂朮甘湯主之，腎氣丸亦主之。——《金匱要略》

- 漢方應用：

心臟瓣膜症、心臟喘息、神經性心悸亢進、神經症、胃下垂症、歇斯底里、婦人血道症、巴塞杜氏病、結膜炎、慢性軸性視神經炎、中心性視神經萎縮、翼狀贅片、淚囊炎、夜盲症、白內障、慢性腎炎、腎變性病、萎縮腎、高血壓、貧血症、蓄膿症、鼻炎、耳疾瞼腫眸淚多、運動失調、梅尼爾氏症候群及輕度水腫。

1-5 如果冰島火山再度爆發……

冰島火山如再爆，地球恐一年無夏天！那麼藥材還能繼續種植嗎？

- 2010年4月14日冰島火山爆發，後續噴發不斷，同時爆發冰泥流，帶來巨大洪水，火山灰在天空中大量飄散。專家擔心，如果火山再繼續這樣爆下去，有毒物質進入平流層，恐怕會影響到整個地球，讓地球出現異常低溫，最壞的情況，會讓地球長達1～2年沒有夏天。

- 19世紀初的地球發生什麼事？原來印尼「坦博拉火山」爆發，火山灰帶來的有毒二氧化硫，和水氣形成硫酸霧，流到平流層後阻擋整個陽光，導致1816年成為沒有夏天的一年。

1-6 「經絡」將成為未來醫療主流

經絡的重要性：

- 學習經絡之目的

- 掌握經絡→分析思路→掌握思路→擴大應用

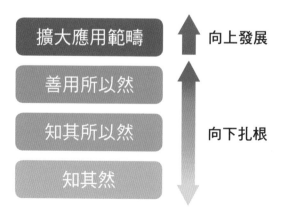

Part **2** 周左宇老師的習醫經歷

2
認識古典針灸

2-1 認識臺灣針灸四大家

1 董氏針灸：第一代為董景昌
　　　　　　第二代傳人著名的有：胡文智、楊維傑、諾頓

2 古典針灸：第一代為孫培榮
　　　　　　第二代傳人著名的有：**周左宇**、武仲瑛

3 飛經走氣：第一代為修養齋
　　　　　　第二代傳人著名的有：鍾永祥

4 華 佗 派：第一代為王運安

資料來源：http://tung.tsu.edu.tw/acupuncture/main.html 再探針灸大成

2-2 孫派針灸的三代重要傳人

- 第零代：錢曾文
- 第一代：孫培榮
- 第二代：武仲瑛、**周左宇**、孫寶琳、陳怡魁
- 第三代：黃福雄、巫靜葉、沈邑穎、李相諒

資料來源：http://tung.tsu.edu.tw/acupuncture/masterSunGeneration.htm 再探針灸大成

2-3 古典針灸的特色是什麼？

香港翁明富先生2005年的〈臺灣針灸四大派〉一文，認為古典針灸（文中稱古法針灸）的特色為：

- 完全不用任何藥物，傳承有自己的手法。
- 《圖解針灸實效歌訣》、《針灸治療靈驗病例》，後者為武仲瑛老師跟隨孫培榮老師學習時的資料整理。
- 另有由周左宇老師結合個人經驗所出版的《針灸斷病法則》、《針灸配穴思路》、《扁鵲針灸治療法則》等書。

資料來源：http://www.tcmforum.com/index.html

❷ 認識古典針灸

3

承先──周左宇老師
的中醫啟蒙與師承

3-1 周左宇老師的師承表

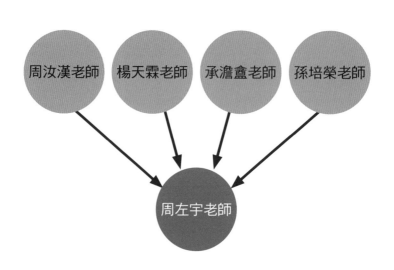

3-2 父親周汝漢的啟蒙（河北中醫世家永安堂的啟蒙）

- 周左宇老師民國3年（西元1914年）出生於河北中醫世家「冀阜永安堂」。
- 周師尊翁周汝漢（號月波）先生擅長針灸，早負盛名。
- 周師從小耳濡目染，對中醫很有興趣。
- 早年隨父親習醫行醫，累積厚實經驗。
- 民國29年（西元1940年）於重慶取得中醫師執照。

3-3 拜師楊天霖、承澹盦

- 周左宇老師的第二位老師為山西名家楊天霖先生，楊師教法嚴厲，卻深深影響周師一生治學的態度。
- 在四川重慶拜於第三位老師承澹盦先生門下，承師為當時名震四方的針灸大師。
- 抗戰期間，周師與承師在後方以針灸治療時疫，頗受好評。

周左宇老師在湖南鳳凰縣的經歷

- 湖南省鳳凰縣治療瘧疾。
- 取穴：大椎、外關、委中、中脘等。
- 病發前兩個小時下針，針感越久越好。

3-4 拜師孫培榮

- 周左宇老師於民國38年（西元1949年）隨國民政府來臺，復拜於第四位老師孫培榮先生門下，精進針灸。

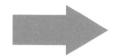

入孫氏
師門關鍵 → 足臨泣穴
取法

3-5 周汝漢先生的特色

- 擅長應用「**子午流注**」、「**靈龜八法**」，並有一套簡易快速的計算方式。

- 「**扁鵲神針法**」係以「**對位法**」為主，此乃《內經》「上病下治」、「左病右治」法的應用，臨床上可依據**病位**，尋取**遠端**與其**相對位置**的穴位下針治療。

- **然谷穴治偏頭痛。**

- 周師《周公月波臨床菁華錄》，序文提到：

> 「家父行醫多年，經驗證心得而整理隨身之備忘重點，條理分明，簡潔扼要，家父一生之心血，本來著作甚多，因時局變遷，皆已無法獲得，惟此在家父臨終之際，由舍弟學文君取出保存。兩岸相隔四十年後，宇返故鄉始得此備忘手冊，誠天意也。宇念歷代祖先行醫濟世，家父懸壺之遺志，雖先人手澤未敢獨享，經由楊木己醫師重新整理及林琨星同道之校對，去蕪存菁，羅列疏理，以正楷字付梓以饗習針灸，及中華醫術同道，亦幸不負先人之期望焉。」

3-6 楊天霖先生的特色

- 擅長**透針**。
- 「**內外山陵、丘海池渠、溝谿泉井、手足治療法則**」係以「**穴名**」為取穴法則,應用治療各科疾病。
- 「**五門十變法**」首見於《內經》,但臨床應用遲至近代才由周左宇老師在繼承楊老師的學術基礎上發展出來,補充了中醫經絡學上許多空白之處,也拓展了十二經應用思路。

3-7 承澹盦先生的特色

- 擅長**古典針灸**。
- 「**扁鵲神針法**」。
- 「**會郄、原絡、俞募治療法**」。
- 「**養老透間使**」。
- **掏針法**:在同側膏肓穴處,慢進快出六次,針對肺疾、呼吸不順,配尺澤穴。

3-8 孫培榮先生的特色

- 擅長「**天應穴**」及「**倒馬針**」——「倒馬針」多用於膀胱經，取一穴，用三針，以求針得穴位。

- 「**灸法**」。

五十肩透針法

「三間透合谷」、「條口透承山」，為楊師、承師、孫師三位先生經驗。

4

啟後—周左宇老師
的行醫和著作

4-1 周師臨床經驗

- 周師特殊的不留針「**快針法**」，以及「**簡易二穴應用法**」，非常適合「簡、便、廉、效」的現代需求。

- 推廣**五門十變法**臨床應用。

- **子午流注**應用轉盤。

4-2 周師師承及發展表

師承	周汝漢老師	楊天霖老師	承澹盦老師	孫培榮老師	周左宇老師
特色	流注	透針	古典針灸	天應穴 倒馬針	
子午流注 靈龜八法	●				
扁鵲神針法 （對位）	●		●		
然谷穴 治偏頭痛	●				
內外山陵、 丘海池渠、 溝谿泉井、 手足治療法則 （穴名）		●			
五門十變法		●			
十三鬼穴		●			
五十肩透穴法		●	●	●	
養老透間使		●			
會郄、原絡、 俞募治療法			●		
馬丹陽 天星十二穴			●		
灸法				●	
針灸快針 治療法則					●
簡易二穴應用法					●
三天三骨症					●

4-3 懸壺濟世

- 理論的驗證，經驗的累積。

- 周師畢業於北京師範大學，後雖投身軍旅，但對於針灸的學習、教學與服務熱忱依舊，在其超過70年的行醫生涯中，救人及授徒無數。

- 周師與孫派同門師兄弟及諸多針灸同道、大家，成立「臺北針灸義診中心」，提供免費針灸治療，推廣中醫，頗受各界好評。

- 周師並從大量醫療經驗中，累積許多寶貴的臨床經驗，包括治療臺灣地區特有的**三天三骨症**、**坐骨神經痛**、**肩凝症**之有效法則。

4-4 作育英才

- 周師於民國60年（西元1971年）開始，除在臺北「中華民國易經學會」定期講授針灸課程外，還在中國醫藥學院（現中國醫藥大學）、臺北醫藥學院（現臺北醫學大學）、針灸義診中心等處不定期授課。在課堂中，周師毫無保留，除了個人經驗外，還介紹四位老師的理論與特定經驗，內容豐富且生動。

- 30多年來，向周師學習針灸的學生人數約有4～5萬人，入室弟子100餘位，遍布海內外，應用周師教授之針灸法多得卓效。

4-5 周左宇老師的重要著作

周師著作內容精要，頗受中醫同道好評：

- 《針灸重點釋義》
- 《扁鵲針灸治療法則》
- 《針灸斷病法則》
- 《針灸配穴思路》
- 《針灸快針治療法則》
- 《周公月波臨床菁華錄》
- 《周公短文集粹》
  （由友人武仲瑛收錄整理）

- 《三大經絡疾患之針灸治療法則》
- 《周左宇書畫小冊》
- 《針灸簡易二穴應用法》
- 《頭面與婦科常見疾病之針灸驗穴》
- 《特效灸法驗穴精選輯》
- 《培公針灸驗案歌》

4-6 周左宇老師的行醫名言

- 要多多針灸：

  「不針的話，沒有經驗不行，靠手上的經驗比較厲害，光腦子經驗不行（右手指腦），實際上看的經驗比什麼都好，在你手裡完成的任務最好，光聽書上講多好多好多好，沒證據嘛！自己試試扎出來，很好。」

- 針灸安全勝於療效。

- 對病人病情有疑心，就不要扎針。

- 凡救人之事，不必保密。

Part 3 周左宇老師的師承特色

5
針灸能治
內科病嗎？

5-1 針灸治證的類別分析

十二經絡是動病與所生病分析

● 分為一般內科病證及循行所過病證。

WHO認可之針灸適應症分析

● 共九大類，64種針灸適應症。

十二經絡是動病與所生病分析－1

經絡	一般內科病證	循行所過病證
肺經	64%	36%
大腸經	75%	25%
胃經	79%	21%
脾經	88%	12%
心經	63%	37%
小腸經	44%	56%
膀胱經	53%	47%
腎經	82%	18%
心包經	73%	27%
三焦經	75%	25%
膽經	87%	13%
肝經	92%	8%

十二經絡是動病與所生病分析－2

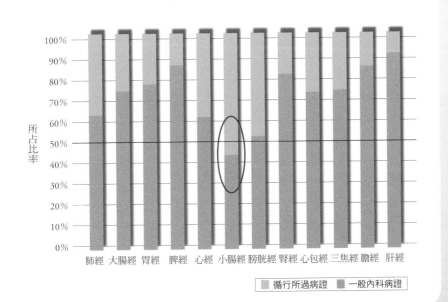

❺ 針灸能治內科病嗎？

5-4 十二經絡是動病與所生病分析—3

內科及循行所過病證所占比率圖

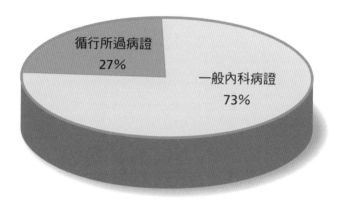

循行所過病證
27%

一般內科病證
73%

■ 循行所過病證　■ 一般內科病證

5-5 WHO認可之針灸適應症分類

（一）神經內科系統疾病　　（六）婦科疾病

（二）運動系統疾病　　　　（七）五官科系統疾病

（三）呼吸系統　　　　　　（八）皮膚系統疾病

（四）腸胃系統　　　　　　（九）小兒科疾病

（五）泌尿生殖系統

泛內科系統占約 **80%**

6

古典針灸的
臨床特色

古典針灸在中醫的角色（貢獻）

- 以《內經》及《針灸甲乙經》、《針灸大成》等傳統典籍
  為理論基礎。

- 將**傳統理論**確實納入臨床應用。

- 採拾散落於**民間**的針灸經驗。

- 重視「**整體觀**」及**臨床思路**。

- 重視「**辨證論治**」（含臟腑辨證及經絡辨證）。

- 以「**經絡**」為共同基礎，各科有共同語言及思路。

- 廣泛且靈活應用各種療法於臨床各科疾病。

6-2 針灸、內科、傷科三者的共同基礎

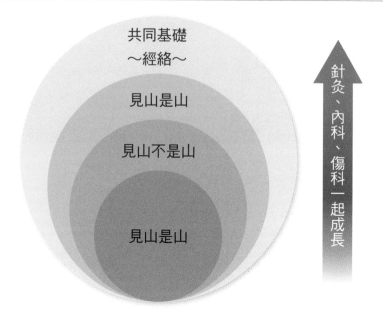

共同基礎
～經絡～

見山是山

見山不是山

見山是山

針灸、內科、傷科一起成長

6-3 針灸、內科、傷科三者的共同基礎（續）

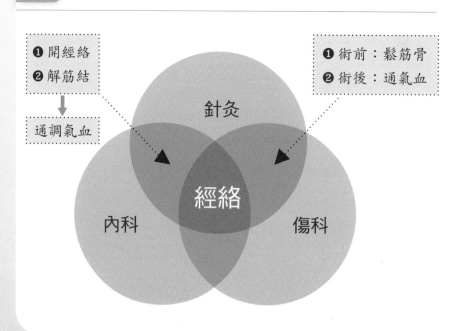

❶ 開經絡
❷ 解筋結

↓

通調氣血

❶ 術前：鬆筋骨
❷ 術後：通氣血

針灸

經絡

內科

傷科

6-4 古典針灸大綱—1

- 壹、通經概念
- 貳、對位法
- 參、穴名應用
- 肆、傳統配穴
- 伍、經驗配穴
- 陸、特殊針法
- 柒、灸法
- 捌、補瀉
- 玖、子午流注、靈龜八法
- 拾、藏經
- 拾壹、推廣
- 拾貳、廣納
- 拾參、不針之症

6-5 古典針灸大綱—2

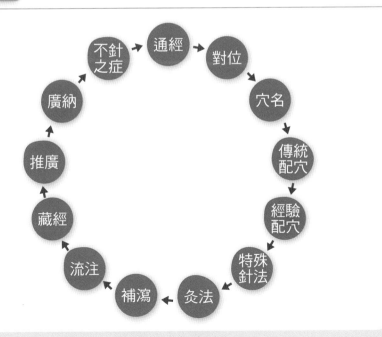

7

古典針灸的
通經概念

不針之症 → 通經 → 對位 → 穴名 → 傳統配穴 → 經驗配穴 → 特殊針法 → 灸法 → 補瀉 → 流注 → 藏經 → 推廣 → 廣納

7-1 五門十變法的源起與應用

● 五門十變法源自《內經》：

❶《素問‧天元紀大論》：「甲己之歲，土運統之。乙庚之歲，金運統之。丙辛之歲，水運統之。丁壬之歲，木運統之。戊癸之歲，火運統之。」

❷《素問‧五運行大論》：「土主甲己，金主乙庚，水主丙辛，木主丁壬，火主戊癸。

● 五門十變法主要採用「對位法」：

❶「五門」是指十個天干隔五相合。

❷「十變」是指十個天干兩兩相合後的變化。

● 五門十變法在中醫上的運用：

❶ 以天干配十個臟腑；

❷ 以對位法將兩個臟腑配為一組，陰陽相合，剛柔相配。

7-2 五門：十個天干隔五相合

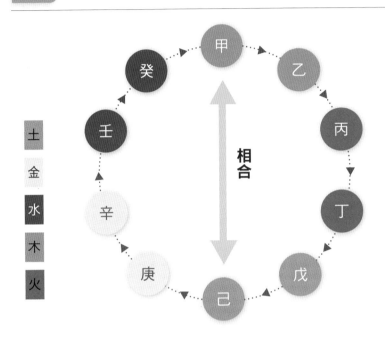

7-3 十變：十天干兩兩相合

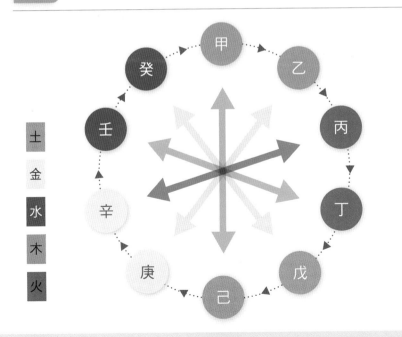

7-4 十天干與臟腑相配

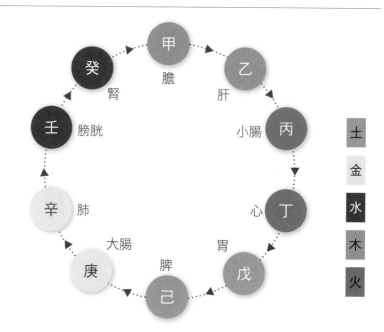

7-5 兩個臟腑配為一組

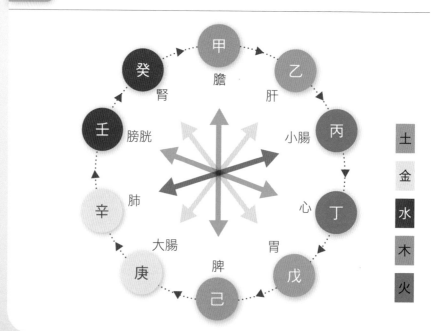

7-6 五門十變法的特色

● 陰陽相合，剛柔相配。

天干	甲	乙	丙	丁	戊
經絡	膽	肝	小腸	心	胃
	脾	大腸	肺	膀胱	腎
天干	己	庚	辛	壬	癸
合化	土	金	水	木	火

資料來源：《扁鵲針灸治療法則》

● 取本經的本穴合化。（本穴如土經的土穴，金經的金穴等）
● 善治四肢病。

甲己合化土	甲膽→臨泣	己脾→太白	合化脾、胃
乙庚合化金	乙肝→大敦 *（行間）	庚大腸→商陽 *（二間）	合化肺、大腸
丙辛合化水	丙小腸→陽谷	辛肺→經渠	合化腎、膀胱
丁壬合化木	丁心→少府	壬膀胱→通谷	合化肝、膽
戊癸合化火	戊胃→三里	癸腎→陰谷	合化心、小腸

*依據《難經》：「瀉井當瀉滎，補井當補合」原則。

7-7 五門十變法的臨床應用原則

● 化合治療法：兩穴合用。
● 互合治療法：只取單穴。
● 注意：瀉井當瀉滎，
　補井當補合。──《難經》

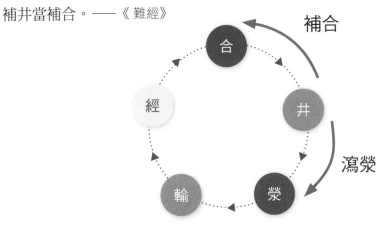

7-8 化合治療法：總表

經絡	五行	證候	治則	五門十變法	治療取穴（本穴）	
肝 經	木	實證	以火瀉之	戊癸合化火	胃經－足三里	腎經－陰谷
膽 經		虛證	以水補之	丙辛合化水	小腸經－陽谷	肺經－經渠
心 經	火	實證	以土瀉之	甲己合化土	膽經－臨泣	脾經－太白
小腸經		虛證	以木補之	丁壬合化木	心經－少府	膀胱經－通谷
脾 經	土	實證	以金瀉之	乙庚合化金	肝經－大敦－行間*	大腸經－商陽－二間*
胃 經		虛證	以火補之	戊癸合化火	胃經－足三里	腎經－陰谷
肺 經	金	實證	以水瀉之	丙辛合化水	小腸經－陽谷	肺經－經渠
大腸經		虛證	以土補之	甲己合化土	膽經－臨泣	脾經－太白
腎 經	水	實證	以木瀉之	丁壬合化木	心經－少府	膀胱經－通谷
膀胱經		虛證	以金補之	乙庚合化金	肝經－大敦－曲泉*	大腸經－商陽－曲池*

*依據《難經》：「瀉井當瀉滎，補井當補合」原則。

7-9 化合治療法：以肝膽病為例

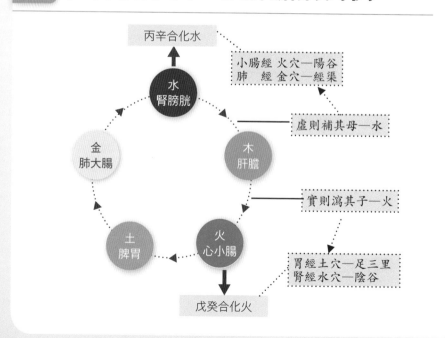

7-10 互合治療法：總表

五門十變法	病變經絡	治療經絡	取穴
甲己合化土	膽　經（甲）	脾　經（己）	太白
乙庚合化金	肝　經（乙）	大腸經（庚）	商陽－二間*
丙辛合化水	小腸經（丙）	肺　經（辛）	經渠
丁壬合化木	心　經（丁）	膀胱經（壬）	通谷
戊癸合化火	胃　經（戊）	腎　經（癸）	陰谷
甲己合化土	脾　經（己）	膽　經（甲）	臨泣
乙庚合化金	大腸經（庚）	肝　經（乙）	大敦－行間*
丙辛合化水	肺　經（辛）	小腸經（丙）	陽谷
丁壬合化木	膀胱經（壬）	心　經（丁）	少府
戊癸合化火	腎　經（癸）	胃　經（戊）	足三里

*依據《難經》：「瀉井當瀉滎，補井當補合」原則。

7-11 互合治療法：以肝膽病為例

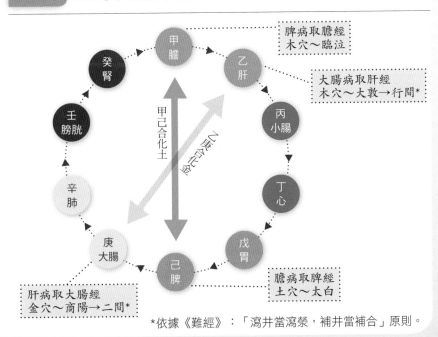

脾病取膽經
木穴～臨泣

大腸病取肝經
木穴～大敦→行間*

膽病取脾經
土穴～太白

肝病取大腸經
金穴～商陽→二間*

*依據《難經》：「瀉井當瀉滎，補井當補合」原則。

7-12 化合及互合治療法：總表

所病經絡	化合法				互合法
	實證（－）		虛證（＋）		
肝　經	足三里	陰谷	陽谷	經渠	商陽（二間）
膽　經					太白
心　經	臨泣	太白	少府	通谷	通谷
小腸經					經渠
脾　經	行間	二間	足三里	陰谷	臨泣
胃　經					陰谷
肺　經	陽谷	經渠	臨泣	太白	陽谷
大腸經					大敦（行間）
腎　經	少府	通谷	曲泉	曲池	足三里
膀胱經					少府

7-13 通經關係：總整理表

	太陽		陽明		少陽		太陰		少陰		厥陰	
經絡	足	手	足	手	足	手	足	手	足	手	足	手
	膀胱	小腸	胃	大腸	膽	三焦	脾	肺	腎	心	肝	心包
上接經	小腸	心	大腸	肺	三焦	心包	胃	肝	膀胱	脾	膽	腎
五門十變	心	肺	腎	肝	脾	一	膽	小腸	胃	膀胱	大腸	一
臟腑通治*	肺	脾	心包	肝	心	腎	小腸	膀胱	三焦	膽	大腸	胃
下接經	腎	膀胱	脾	胃	肝	膽	心	大腸	心包	小腸	肺	三焦
表裡經	腎	心	脾	肺	肝	心包	胃	大腸	膀胱	小腸	膽	三焦

*「臟腑通治法」請參閱本書215-216頁

7-14 通經關係的特色（含臟腑通治）

- 跨越現有表裡經的範疇，加強手足非同名、非表裡經之間的聯繫，擴大應用思路及療效。

- 補充中醫理論中的經絡基礎。
  ❶ 肺經與小腸、膀胱經相通→如：通調水液。
  ❷ 腎與胃、三焦經相通→津液的生成與代謝。
  　（《傷寒論》大承氣湯急下證）
  ❸ 心經與膀胱、膽經相合→心神。（《傷寒論》之桃核承氣湯證）

- 闡釋中醫診療思路之經絡基礎。

- 提升臨床治療水準。

7-15 通經關係之應用例子：戊癸合化火－1

《傷寒論》少陰篇大承氣湯三急下證：

- 少陰病，得之二三日，口燥咽乾者，急下之，宜大承氣湯。

  《醫宗金鑒》【注】邪至少陰二三日，即口燥咽乾者，必其人胃火素盛，腎水素虧，當以大承氣湯，急瀉胃火以救腎水。

- 少陰病，自利清水，色純青，心下必痛，口乾燥者，急下之，宜大承氣湯。

  《醫宗金鑒》【注】少陰病自利清水，謂下利無糟粕也。色純青，謂所下者皆污水也。下無糟粕，純是污水，此屬少陰實熱。

- 少陰病六七日，腹脹不大便者，急下之，宜大承氣湯。

  《醫宗金鑒》【注】少陰病六七日，腹脹不大便者，蓋因其人陽氣素盛，胃有宿食故。所以傳邪已入少陰，復轉屬陽明，而成胃實，故宜大承氣湯急下之也。

7-16 通經關係之應用例子：戊癸合化火—2

三急下證通經關係分析：

- 此三急下證為急**瀉胃火以救津液**而設，此處所指之津液，主要為腎水。

- 「戊癸合化火」（胃腎通）指出胃腎兩臟腑間，存在著「**火**」的關係，透過**瀉胃火**，可以**存腎水**。

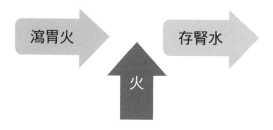

7-17 針灸之「胃腎通」取穴

- 劉氏等人統計古代針灸文獻資料，胃經的常用功效共19項，腎經的常用功效共17項。

- 將此二經治療症次最高的前五項列於下表。

經絡	第一位	第二位	第三位	第四位	第五位
胃經	健脾和胃	疏理下肢	調治腹疾	安神	消腫
腎經	健脾和胃	調腹	安神	疏理下肢	壯腎利尿

資料來源：

· 劉立公，顧傑：古代文獻中胃經及其腧穴主治的統計報告，《上海針灸》雜誌，2003；22（4）；41～42。

· 劉立公，顧傑，沈雪勇：古代文獻中腎經及其腧穴主治的統計報告，《上海針灸》雜誌，2004；23（6）：36～37。

7-18 胃經足三里治腎病

- 《針灸大成》及《刺灸心法》中有足三里治療腎經疾病的紀錄。

- 「**冷痺腎敗**，取足陽明之土（三里）。」——《通玄指要賦》

- 「**耳內蟬鳴腰欲折**，膝下明存三里穴，若能補瀉五會間，且莫向人容易說。……**腰連胯痛急必大**，便於三里攻其陰。」——《席弘賦》

- 「足三里治風濕中，**諸虛耳聾**上牙疼，噎膈鼓脹**水腫**喘，寒濕腳氣及痺風。」——《刺灸心法》

7-19 腎經太谿治脾胃病

- 《靈樞・九針十二原》云：「五臟有疾，當取之十二原。」

- 腎經原穴**太谿穴**常用功效中的首位是「**健脾和胃**」，其次才是疏通下肢、壯腎利尿等。

- 歷代醫家多取腎經穴位以治療胃經之疾，可見兩經的經氣相通，亦合「胃腎通」之意。

所病經絡	五門十變	化合法				互合法
		實證（－）		虛證（＋）		
胃經	戊癸合化火	行間	二間	足三里	陰谷	陰谷
腎經	戊癸合化火	少府	通谷	曲泉	曲池	足三里

8

古典針灸的
對位法

不針之症　通經　對位

廣納　　　　　　　穴名

推廣　　　　　　　傳統配穴

藏經　　　　　　　經驗配穴

流注　　　　　　特殊針法

補瀉　灸法

8-1 扁鵲神針法

- 周汝漢先生及承澹盦先生所傳。

- 以「對位法」為主，乃《內經》「上病下治」、「左病右治」法之應用。

- 臨床上可依據病位，尋取遠端與其相對位置的穴位下針治療。

- 周末神醫扁鵲常用此種法則。

- 往往僅用一針即可解除病痛。

- 對於表症四肢疾痛療效特著。

- 但此種治療法則因季節關係，有時效果較差，如再配合他法治療，則極為理想。

資料來源：《扁鵲針灸治療法則》

配穴	雲門	尺澤	箕門	魚際	太白	維道	郄門	大陵	勞宮
配穴	衝門	委中	天府	大都	太淵	中府	承山	太谿透崑崙	湧泉
配穴	少海	神門	承漿	足五里	子宮	肩髃	臂臑	曲池	手三里
配穴	曲泉	崑崙	長強	扶突	天鼎	環跳	風市	陽關	足三里
配穴	溫溜	陽谿	梁丘	上巨虛	下巨虛	支正	陽池	腕骨	然谷
配穴	陽交	商丘	天井	支溝	外關	陽輔	解谿	丘墟	頭維

8-3 扁鵲神針法刺法圖例：雲門配衝門

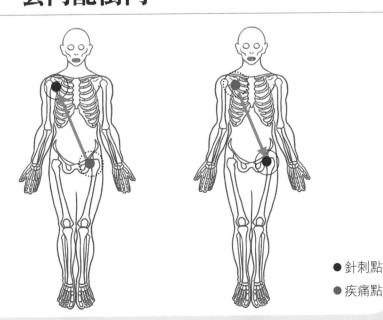

● 針刺點

● 疾痛點

8-4 扁鵲神針法刺法圖例：郄門配承山

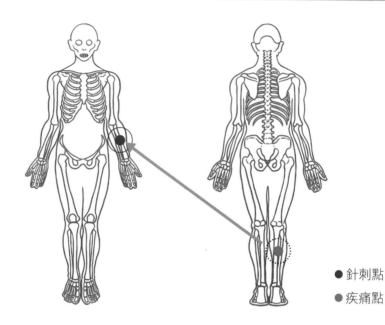

● 針刺點
● 疾痛點

8-5 扁鵲神針法刺法圖例：臂臑配風市

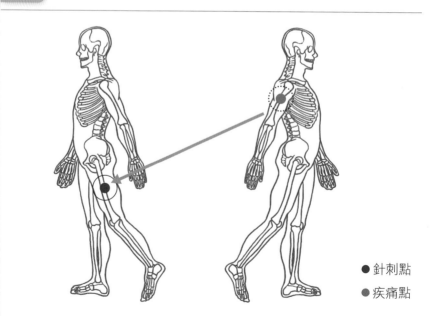

● 針刺點
● 疾痛點

8-6 扁鵲神針法刺法：以肺經為例

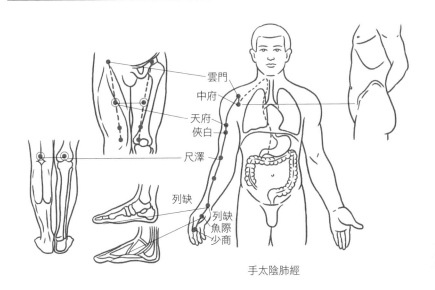

雲門
中府
天府
俠白
尺澤
列缺
列缺
魚際
少商

手太陰肺經

8-7 周左宇老師的臨床經驗

● 雲門痛→取衝門穴。

● 百會痛→取湧泉穴。

● 湧泉痛→取對側勞宮穴，甚則取陷谷穴。

● 足跟痛→取對側大陵穴透足跟點，甚則取女膝穴。

8-8 周左宇老師說案例—1

- 榮總西醫師右下眼瞼下方「承泣穴」附近痛，針**解溪**後痊癒。

- 脖子不會轉，卻照不出名堂來，超音波也不知道，我給他**承漿**一針，好像好一點，**曲骨**來一針，耶（頭扭動）？好啦！

8-9 周左宇老師說案例—2

- 護理專科學校某校長，說她這裡痛（指右肩）……我扎這裡（指左鼠蹊），這裡痛（指右肩），痛得不得了啊！……扎這裡（指左髖骨），扎一針，她喊：「唉喲，好痛喔！」「好痛啊？妳手不痛了！」我說：「妳舉手。」「耶？我手不痛了！」好啦！

- 某校長很好啊，以後她暑假就不放假，護理專科學校啊，不放假，所有的學生上一個暑假的課，上針灸。

● 梵諦岡！就紅衣主教來著，他不能踢毽子嘛！他說他是中國人啊，唯一的運動就是踢毽子，他現在六十多歲，不能踢毽子不能動，到法國也看過，巴黎、倫敦、紐約都去看過，沒有效，聽說我們這個中醫有效，中醫有到北京去啦，也看了兩次也沒效，警察局的人介紹說一個姓周的還不錯，跑到我永安堂去，我說你看過那麼多地方了，我對你有什麼把握？自卑感來了嘛！

● 我說用扁鵲治法試試看，這裡（指著右肩頭），這兒不能踢啦（右腳做踢毽子的動作），這裡也不能踢（右腳做踢毽子的動作），這裡（指右大腿），扎這裡嘛（指左肩頭）。

● 我說你看過那麼多地方，我不一定看得好，因為都是看了名醫嘛！他說：「你也是名醫。」我說：「我不是名醫，看好是你運氣。」扎幾針？我扎一針！我說我也是天主教徒啊，我給他磕個頭耶！我給他跪下磕頭咧！他說：「你盡量好了。」「好，我盡量。」就給他一針（指左肩頭雲門穴處），來了一針，「唉喲，這裡好痠，我這裡好痠。」踢毽子可以了，把針拔出來，踢毽子，劈哩啪啦踢起來了。「唉喲，怎麼那麼快啊！」很有意思喔！

9

古典針灸的
穴名應用

通經 → 對位
不針
之症 → 穴名
廣納 → 傳統
配穴
推廣 → 經驗
配穴
藏經
流注 → 特殊
補瀉 → 灸法 → 針法

9-1 內外山陵、丘海池渠、溝谿泉井、手足治療法則

● 傳自楊天霖老師。

● 本法係以「**穴名**」為取穴法則，應用治療各科疾病。

● 限於**新症**疾患，慢性長期者，難收預期效果。

資料來源：《針灸斷病法則》

9-2 常用穴道表

經名	穴名	
任　　　脈		廉泉、氣海
督　　　脈		水溝
手 太 陰 肺 經	尺澤	經渠
手厥陰心包經	曲澤	天池、天泉、內關、大陵
手 少 陰 心 經	青靈、靈道	極泉、少海
手陽明大腸經	溫溜	曲池
手少陽三焦經	液門、清冷淵	陽池、支溝、外關、天井
手太陽小腸經	聽宮、天窗	小海
足 太 陰 脾 經	三陰交、腹結、衝門、陰陵泉	血海
足 厥 陰 肝 經	太衝	曲泉、蠡溝
足 少 陰 腎 經	復溜、四滿	湧泉、太谿、水泉、照海
足 陽 明 胃 經	滑肉門、歸來、陰市	梁丘
足 少 陽 膽 經	聽會、臨泣、風市、光明	風池、陽陵泉、外丘、丘墟
足太陽膀胱經	睛明、承光、通天、天柱、承扶、風門、通谷	承山

9-3 周左宇老師臨床案例—1

- 案例一：楊XX，因吃魷魚，一夜之間滿面引發青春痘，經已一日。
  治療：右**外關**、雙**梁丘**、雙**滑肉門**。四天而癒。

- 案例二：劉XX，患陰戶癢熱已五天。
  治療：雙**陰陵泉**、雙**湧泉**、右**衝門**。三次癒。

- 案例三：林XX，患生殖器挺直不下，已二日。
  治療：雙**外關**、雙**曲池**、雙**曲泉**、雙**歸來**。立癒。

9-4 周左宇老師臨床案例—2

- 子宮下垂如小番茄：**三陰交、陰陵泉、太衝、歸來**。

- 陽強：**三陰交、陰陵泉、太衝、歸來**。
  針灸後陽痿不起：**三陰交、陰陵泉**。

- 乳腺炎：**內庭、上巨虛、梁丘、足三里**。

- 陰戶癢：雙側**陰谷、三陰交、陰陵泉、水泉、衝門**。

- 美白肌膚：**滑肉門穴**。

10

古典針灸的
傳統配穴

不針之症 → 通經 → 對位 → 穴名 → 傳統配穴 → 經驗配穴 → 特殊針法 → 灸法 → 補瀉 → 流注 → 藏經 → 推廣 → 廣納

10-1 傳統配穴

一、原絡治療法

二、俞募治療法

三、會郄治療法

10-2 一、原絡治療法

- 先取**原穴**，後取**絡穴**。

- 如有浮腫或發炎現象，可再配以各經的**郄穴**，以收消炎收斂效果。但須留針較長時間。

- 注意：如配合郄穴治療，則原穴及絡穴皆不可用灸法治療，以免因灸加熱而發生相反效果。

10-3 二、俞募治療法

- 多用於**內部臟腑**治療。

- 臟腑病變：陰病引陽，陽病引陰。

- 臟病、急病、實證→俞穴。

- 腑病、慢病、虛證→募穴。
  例如：一般胃病取中脘，胃病較重者取胃俞配中脘。

- 俞穴——全部採用膀胱經之俞穴。

- 募穴——用病經之募穴。

- 先針灸俞穴，再針灸募穴。

- 治療時，亦可配合原絡治療等法。

臟腑	肺	心包	心	肝	膽	脾	胃	三焦	腎	大腸	小腸	膀胱
俞穴	肺俞	厥陰俞	心俞	肝俞	膽俞	脾俞	胃俞	三焦俞	腎俞	大腸俞	小腸俞	膀胱俞
募穴	中府	膻中	巨闕	期門	日月	章門	中脘	石門	京門	天樞	關元	中極

※本表係依俞穴在人體高低位置排列

10-5 三、會郄治療法

● 治療**急性疼痛**最好的穴道。

● 在扁鵲時代已常被運用。

● 先針**同側**，無效，再針對側。

● 先針**會穴**，後針郄穴。

肺	脾	心包	心	腎	肝	大腸	胃	三焦	小腸	膀胱	膽	臟會	腑會	氣會	血會	脈會	筋會	骨會	髓會
孔最	地機	郄門	陰郄	水泉	中都	溫溜	梁丘	會宗	養老	金門	外丘	章門	中脘	膻中	膈俞	太淵	陽陵泉	大杼	絕骨

郄穴 ◄───── ─────► 會穴 ◄─────

10-6 會郄配穴表

證	臟會 章門	腑會 中脘	氣會 膻中	血會 膈俞	脈會 太淵	筋會 陽陵泉	骨會 大杼	髓會 絕骨	郄穴
肺氣脹	●		●						孔最
大腸 腹痛		●							溫溜
胃氣痛		●							梁丘
脾部 不適	●								地機
心血痛				●					陰郄
小腸痛		●							養老
膀胱 脹痛		●							金門
腎部 脹痛	●								水泉
心下 脹氣	●								郄門
膽經 痛症		●							外丘
肝部 脹痛	●								中都

周左宇老師的配穴經驗談：
● 原絡、俞募、會郄三種治療法可合用。

11

古典針灸的
經驗配穴

通經　對位

不針之症　　穴名

廣納　　傳統配穴

推廣　　經驗配穴

藏經　　特殊針法

流注　　灸法

補瀉

11-1　經驗配穴

一、遠近取穴治療法

二、簡易二穴應用法

三、臨床經驗配穴法

四、臺灣地區的特殊病症

11-2 一、遠近取穴治療法

- 傳承自楊天霖老師。
- 先取遠穴,再取近穴。
- 舉例:頭部疾患

部位	遠取穴	近取穴
前額	合谷、內庭	印堂、陽白
頸部	中渚、足臨泣	太陽、率谷
後頭	後谿、束骨	風池、天柱
頭頂	太衝、湧泉	前頂、百會

資料來源:《扁鵲針灸治療法則》

- 遠取穴特色:
  ❶ 循經取穴。
  ❷ 手足同名經同時取穴。

部位	遠取穴	
前額	合谷、內庭	陽明經
頸部	中渚、足臨泣	少陽經
後頭	後谿、束骨	太陽經
頭頂	太衝、湧泉	

11-3 二、簡易二穴應用法

- 為**重點**取穴。
- 如果治療當時效果已現,亦可再以正統法則加穴治療。
- 未針前,必須經四診詳察。
- 舉例:
  ❶ 偏頭痛近太陽穴處:對側**然谷**,無效加用**金門**穴。
  ❷ 同側偏頭痛近太陽穴處:**陽輔**加**外關**。

資料來源:《針灸簡易二穴應用法》

11-4 簡易二穴的頭部疾患應用

病證	取穴	病證	取穴
頭維處之偏頭痛	外關、然谷	目眩、偏正頭痛	囟會、神庭
太陽穴處之偏頭痛	外關、陽輔	頭風、嘔吐、眼花	上星、神庭
前天庭頭痛	中脘、解谿	目上下骨邊痛	攢竹、陷谷
偏頭痛	絲竹空、率谷	眉骨痛	攢竹、魚腰
百會痛及壓頂痛	湧泉、後谿	肝火頭暈	印堂、太衝
頭上重痛	囟會、玉枕（沿皮臥刺）	項急、頭眩	風池、風府

11-5 三、臨床經驗配穴法

● 失眠：

❶ 神門、內關、太谿、三里。

❷ 啞門、神門、內關。

❸ 神門、三陰交。

❹ 三里、三陰交。

❺ 神門、太谿。

❻ 百會、身柱、肝俞。

❼ 灸大敦（三毛）。

● 嗜眠：

❶ 開四關、灸關元。

❷ 血海、照海、合谷。

❸ 大椎、曲池、三里。

● 多夢：

❶ 心俞、神門、太衝。

❷ 神門、三里、三陰交。

❸ 厲兌、隱白（先針後灸）。

資料來源：《針灸配穴思路》

11-6 四、臺灣地區的特殊病症

- 臺灣寶島山高林叢、四周環海，空氣較濕，民眾多勤勉戮力提升生活品質，往往勞動過度，致有頭肩、腰腿痠痛之疾，發病案例極多。

- 臺灣及大陸中醫針灸界元老長年鑽研屢試效高之精華處方，特予公開以饗針灸同道，共同研究參考。盼解除此三疾患者之痛苦，而達謀福人群之目的。

- 施術者應審慎詳察四診，選穴治療；對於少陰心、腎功能不全者，尤須嚴謹施針。

資料來源：《三大經絡疾患之針灸特效法則》

11-7 （一）三天三骨症（肩胛連頸痛）

- 即現代醫學所謂的肩胛肋骨綜合症

- 治療取穴：
  ❶ 三天：天應穴、天髎、天柱。
  ❷ 三骨：腕骨、絕骨、束骨。

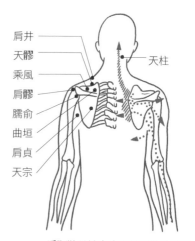

肩井
天髎
乘風
肩髎
臑俞
曲垣
肩貞
天宗
天柱

肩胛肋骨綜合症疼痛區及放射圖

第一組選穴：

- 同側：三間透合谷、液門透中渚、肩髃、肩髃透極泉、曲池透少海。

- 對側：條口透承山。

- 施術舉要：

  ❶ 第一次先針條口透承山。如痛甚則先瀉後補，有痠感則採補法。其次針肩髃透極泉。第二次可針肩髃、陽陵泉透陰陵泉。

  ❷ 如屬虛者，先開四關（雙合谷、雙太衝），復針上述穴道。

第二組選穴：

- 條口透承山、絕骨透三陰交。

- 如自秉風上沿頸疼痛，可用腕骨、通里。

第三組選穴：

- 條口透承山、患側肩三針（肩貞、肩髎、肩髃），採溫針灸。

- 如手後伸困難，可針肩髃、陽陵泉。

- 如手內收困難，可針肩貞、絕骨。

11-9 （三）坐骨神經痛

- 基本取穴：先扎**健側**，由**上**往下。
  ❶ 腰腿點，可加**灸**
  ❷ 上、次、中髎，可**溫針灸**
  ❸ 風市
  ❹ 委中
  ❺ 承山
  ❻ 崑崙
  ❼ 陽陵泉透陰陵泉
  ❽ 絕骨
  ❾ 環跳
  ❿ **天應穴拔罐**
- 腎虛者，腎俞、志室溫針灸；腰無力者，加腰陽關、腰俞。
- 患者有內臟疾患，須先治療該疾。

11-10 承澹盦國醫治療坐骨神經痛藥方

追風活絡散正方：

- 川烏、赤小豆、香附、羌活、川芎、赤芍、麻黃、細辛、白芷、地龍、甘草、天南星，以上各五錢。
- 茯苓、乳香、沒藥、當歸、桂枝、天麻、甘松、秦艽、防風，以上各二錢半。
- 純正水飛硃砂四錢，全藥共研細末二服乙日，每服一錢。

12

古典針灸的
特殊針法

12-1 周師傳承的特殊針法

一、擔法（透針）

二、快針法

12-2 擔法（透針）—1

- 特色：一針透兩穴。

- 如扁擔兩頭挑，故稱為擔法。

  單穴用法：

透穴	主治
液門透中渚	落枕
合谷透勞宮	手汗、五指痛難屈伸
養老透間使	腰不轉側
陽陵透陰陵	鶴膝風
條口透承山	肩凝症

資料來源：《針灸簡易二穴應用法》

12-3 擔法（透針）—2

組穴用法：

- 五十肩透針法：

  「三間透合谷」＋「液門透中渚」＋「條口透承山」。

12-4 快針法

- 以**最少的針刺**和**最短的時間**能達到應有療效。

- 特點：

  ❶ 取穴少：1～5穴。

  ❷ 進針深。

  ❸ 透穴多：面部、四肢、腹部均可透穴。

  ❹ 刺激大：可較強力的提插捻轉。

  ❺ 留針時間短或不留針：得氣後立即出針。

  ❻ 省時省物。

> 取穴少，針刺數少，進針深，刺激大但留針時間短，如此，患者對「針」和「痛」的懼怕感大為減少，反而能得到特殊療效。——《楊天霖‧序》

資料來源：《針灸快針之治療法則》

12-5 快針針灸治療舉例

前腦疼：

- 主穴：

  ❶ **印堂**透上星和陽白。

  ❷ **太陽**分別透率谷、頭維、陽白。

  ❸ **百會**沿皮刺透左、右、前三神聰。

- 備用穴：合谷、風池、內庭。

13

古典針灸的

灸法

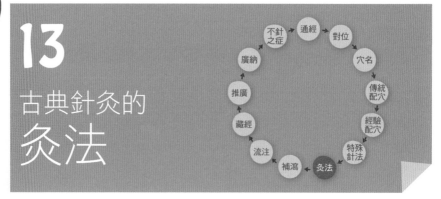

不針之症 → 通經 → 對位 → 穴名 → 傳統配穴 → 經驗配穴 → 特殊針法 → 灸法 → 補瀉 → 流注 → 藏經 → 推廣 → 廣納

13-1 灸法

● 「灸法」也為孫培榮老師所傳。

實際臨床使用可補針法之不足,有時療效甚至超越針法。選穴得宜,通氣血的功能顯著,值得推廣於臨床。

13-2 臨床驗方

部位	病症	取穴
頭面部	腦貧血	百會、手三里
眼部	麥粒腫	二間
耳鼻口腔	鼻過敏	上星、風池、迎香、足三里
軀幹部	肩凝症	天宗、肩髃、秉風、手三里
四肢	身熱如火、足冷如冰	陽輔
喉部、呼吸系統	久喘	俞府
心血管循環系統	心律不整	郄門、間使
消化系統	肝臟痛	右食竇（百壯）
婦兒科	漏下，血崩	隱白、大敦（直接灸）
泌尿生殖系統	夜尿	腎俞、曲骨
皮膚	癤疔癰等及內科腫瘍	手三里
其他	白天想睡	隱白、中極

資料來源：《特效灸法驗穴精選輯》

13-3 周左宇老師的用灸經驗

● 水腫：灸會郄穴。

● 肝病：食竇、期門。

14

古典針灸的
補瀉

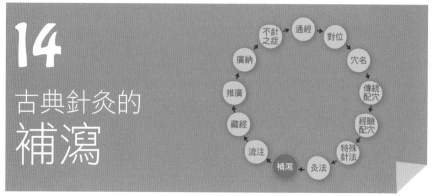

14-1 補瀉的要義—1

- 自古之補瀉要義，是**加強針灸療效**，因種類之繁，手法之雜，方法愈多而愈晦，學者就難於了解，於是以補為瀉者有之，以瀉為補者亦有之；且有不分補瀉，顛倒雜亂，結果治療不良，以致病者與醫者均感疑惑。

- 今天之針灸補瀉，多數拋棄古法，獨出心裁，**用物代替**，自來矇混，使**療效不高**，甚而無效，實為最大原因之一。

資料來源：《針灸重點釋義》

14-2 補瀉的要義—2

- 《靈樞·脹論》篇說：「寧失其時，勿失其氣。」失氣，即失掉了補瀉作用，而功效全消。

- 因氣血無形，往來莫察，欲能使不失其氣，非用**呼吸相助**不可，例如：人之身內氣血循環正在上行之際，一要吸氣，氣即往下降，呼之又升上來，足證呼吸確能控制氣血之升降，如能將氣統御自如，對補瀉之功即可倍增，在補虛時當覺精神興奮，如止痛時（瀉實）立見痛失，倘對此法能悉心領悟，勤加默練，做補瀉手法時，無不立竿見影。

資料來源：《針灸重點釋義》

14-3 補瀉的要義—3

攻灶法：

- 倘若**補瀉完畢**，其痛尚未全消。

- 可將針扳倒，**針頭指向病灶**，搖動針柄七次，每左右搖動為一次，令病人用吸長氣三口，其痛已減而未全消者，續行二、三次即止，但多行幾次也無妨，此為呼吸攻灶之法也。

- 如治痛重之症必須選用攻法，但先要選用……粗針來進行手術，細針較軟，扳倒易曲，不能合用。

資料來源：《針灸重點釋義》

15

古典針灸的
流注

15-1 子午流注

周記永安堂子午流注算穴歌（開穴歌）

> 天干爲進地支退，甲戌壬寅併齊明，
>
> 癸日爲十本位零，開穴須從亥時成，
>
> 遇俞還原兩穴併，同干必納氣血經，
>
> 焦包原穴壬癸寄，井滎俞原經合行。

資料來源：《針灸重點釋義》、《扁鵲針灸治療法則》

15-2 靈龜八法

周左宇老師的「求時干法」：

> 丙辛從戊起，丁壬更子居，
> 甲己還加甲，乙庚丙作初，
> 戊癸何方法，壬子是真途。

15-3 周左宇老師的使用經驗

- 病情較重者：先**子午流注**，若不開穴，可選用**靈龜八法**。
- 若子午流注及靈龜八法皆不開穴時，可用**五門十變法**。

子午流注 ➡ 靈龜八法 ➡ 五門十變

15-4 周治華先生的使用經驗

- 民國63年（西元1974年）8月23日照干支的推算，是日下午7～9時，**內關**是靈龜八法開穴的時刻。當時有四位病人求我治療：

  ❶ 一位是61歲老太太，感冒頭痛，心中煩悶；

  ❷ 一位是32歲的婦女手臂痛；

  ❸ 一位是20歲的青年胸部脹痛；

  ❹ 一位是64歲的老先生手臂發冷。

- 我每人下一針內關，男左女右，依病人的情況補瀉，有留針至2小時的，也有僅留針1小時的，結果全部治療痊癒。

- 利用子午流注及靈龜八法開穴治療時，如果該穴原有治療功效，則效力特別大。

- 所以我是將子午流注和靈龜八法靈活運用，如果任一方法開穴與該病有治療的功效，我即在該穴下針，有時單單利用此穴，有時也加配一些相關的穴，都能得到預期的效果。

資料來源：取材於周治華先生所著《針灸與科學》

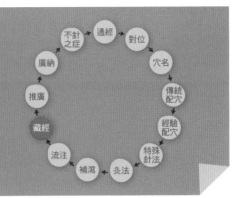

16 古典針灸的 藏經

16-1 孫培榮老師臨床經驗的保存

- 將孫培榮老師臨床經驗撰寫成歌訣《培公針灸驗案歌》共30部，221條。

- 孫培榮老師著《增訂針灸驗案彙編》，已絕版。

16-2 《培公針灸驗案》摘錄

編號	主治病名	歌訣
001	頭痛異常	頭痛異常疾因多，昏沉癡呆久成痼， 須針關元有奇效，太衝丘墟病即瘥。
002	前腦痛	前腦疼痛實難當，昏暈疲憊目惚恍。 只取中脘名胃募，妙用金針效自彰。
003	後腦痛	後腦疼痛苦心煩，暴痛如破近枕難。 束骨陽輔針有效，大椎陶道肝俞痊。
004	頂心痛	頂心痛在正當中，重若石壓目難睜。 穴從足掌陷中取，尋到湧泉用針攻。
005	啞門風府痛	啞門風府痛何堪，強直怎能面仰天。 委中靜脈分三股，依照患路刺便安。
006	偏頭疼	偏頭疼痛苦難忍，耳鳴眼花相繼來。 奪刺太陽率谷透，頭維丘墟任君裁。
007	偏頭近耳痛	偏頭近耳痛如裂，陣陣疼痛似錐獗。 調氣陽輔肩井先，次尋風池用針揭。
008	頭痛眩暈	頭痛眩暈如盹困，昏迷不醒似夢中。 針取關元並中脘，湧泉行間及中衝。
009	頭暈	頭暈多屬肝火攻，昏旋眼花嘔逆生。 風池頭維連百會，太衝丘墟配上星。
010	頭暈恍惚	頭暈恍惚痛且眩，二目昏花站立難。 風池頭維循丘墟，百會施針大敦燃。

17

古典針灸的
推廣

不針之症 → 通經 → 對位 → 穴名 → 傳統配穴 → 經驗配穴 → 特殊針法 → 灸法 → 補瀉 → 流注 → 藏經 → 推廣 → 廣納

17-1 推廣古典針灸

一、《針灸集成》

● 〈針灸斷病法則〉中「針灸分類治療」：

本章為循古法治療取穴原則，皆為宋元明清名家所傳方法，本章錄自明‧徐瑞廷《針灸集成》，計分三節：〈內景篇〉、〈外景篇〉、〈雜疾篇〉。

二、《針灸大成》

● 推廣《針灸大成》針灸歌訣應用。

17-2 《針灸集成》：內景篇

精病：

- 夢遺泄精：**心俞、膏肓俞、腎俞、中極、關元、三陰交**，或針或灸。

灸法
- 無夢泄精：**腎俞、關元、中極**灸之。
- 精濁自流：**中極、關元、三陰交、腎俞**灸之。
- 虛勞失精：**大赫、中封**灸之。

- 精溢失精：**中極、大赫、然谷、太衝**針之。

17-3 《針灸集成》：外景篇

頭病：

- 正頭痛：**百會、上星、神庭、太陽、合谷**針之。

灸法
- 腎厥頭痛：**關元**灸百壯。
- 厥逆頭痛，齒亦痛：**曲鬢**灸七壯。

- 痰厥頭痛：**豐隆**針之。

火症：

熱病灸治

- 骨蒸勞熱：**膏肓、三里**灸之。
- 兩手大熱，如在火中：**湧泉**灸三五壯。
- 骨蒸熱板齒乾燥：**大椎**灸之。
- 身熱如火，足冷如冰：**陽輔**灸之。
- 煩渴心熱：**曲澤**針之。
- 心煩怔忡：**魚際**針之。

18

古典針灸的
廣納

18-1 廣納百家

- 董氏奇穴
- 耳穴
- 手針
- 頭皮針
- 其他

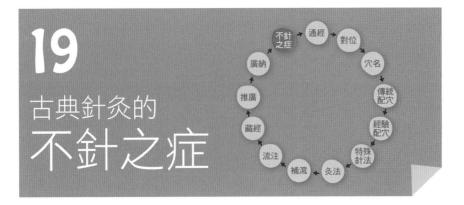

19 古典針灸的 不針之症

19-1 六情不針

- 周師很重視暈針救治，但更強調針前的暈針預防。

- 不針之脈：**脈結代散微促疾芤**。

- 六情不針：

  ❶ 過份疲勞者（**累**）。

  ❷ 與人爭論或毆打以後，情緒不正常者（**氣**）。

  ❸ 腹中飢餓未進飲食者（**飢**）。

  ❹ 餐後未超過半小時者（**飽**）。

  ❺ 洞房花燭者（**喜**）。

  ❻ 運動後，未經休息一小時以上者（**勞**）。

> 在施行針治時，患者與醫師需保持平心靜氣，才能接受針灸治療，切不可有試針的心理，稍有不妥，將會釀成重大的傷害。——周左宇老師殷殷提醒

資料來源：《扁鵲針灸治療法則》

20

治療總論與
醫案探討

20-1 治療總論

一、針灸古義配穴法臨床醫案

二、內外山陵、丘海池渠、溝谿泉井及手足治療醫案

三、十三鬼穴應用

20-2 針灸古義配穴法醫案

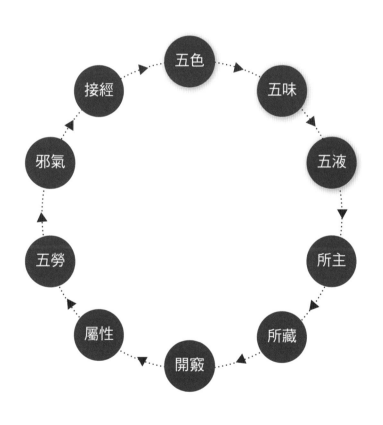

資料來源：《針灸配穴思路》

21
針灸古義配穴法醫案
五色

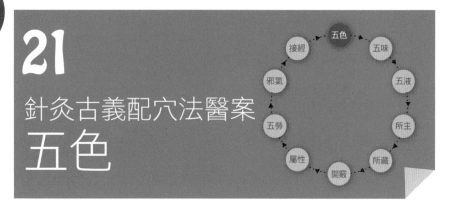

21-1 五臟與五色關係之針法

- 《內經》：「心在色為赤，肝在色為青，脾在色為黃，肺在色為白，腎在色為黑。」

- 現於面而應於病，察患者之面，可推斷病之所在，從而取病經之穴以施灸，當可收效。

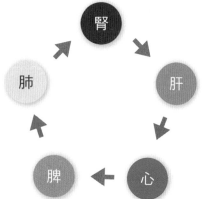

五臟與五色關係之針法─1

- 紅（心）：劉先生，22歲，住西螺。面紅囈語，時歌時呼，頭暈，大便秘，稱胸悶。

- 針灸：以**神門**針之，令其以呼吸瀉之，令其兄看守，留針30分鐘，言語清楚，理智恢復……旁觀者皆稱奇。

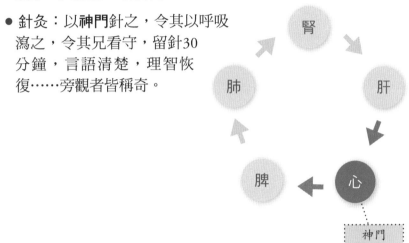

神門

21-3 **五臟與五色關係之針法─2**

- 青（肝）：王先生，32歲，住永和。自18歲時即常頭痛，其中有10年未痛，近又忽發，面色青，左關弦實，雙太陽偏頭抽痛，尤其夜11～3時不成眠。

- 針灸：青屬肝，11～1時為膽氣旺，1～3時肝氣旺，針肝經之**太衝**、膽經之**丘墟**及**陽輔**以瀉法，當夜止痛。二日後再加針**外關**計四次，面色改觀痊癒。

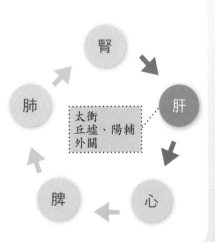

太衝
丘墟、陽輔
外關

22

針灸古義配穴法醫案
五味

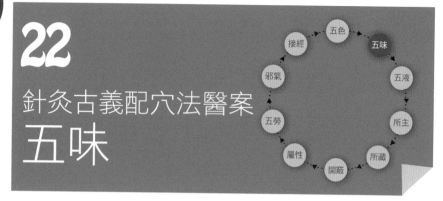

22-1 五臟與五味關係之針法

- 《內經》曰：「五味者，酸入肝、辛入肺、苦入心、鹹入腎、甘入脾（胃）。」

- 對患者口中所感之味，可斷係何經之疾，而以配穴施針灸，當收妙效。

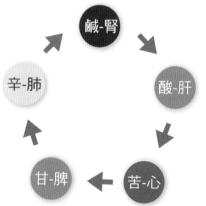

22-2 五臟與五味關係之針法—1

- 酸（肝）：趙小姐，32歲，住板橋。初診時即稱口酸。自云飲水如飲醋等語，吃菜稱酸，吃糖亦酸，水果、香蕉皆稱酸。起初醫者以為其胃酸過多，本想針其背穴「至陽」減其胃酸，忽想起「酸為肝之味」此語，不妨一試。

- 針灸：針雙足之**太衝、行間**穴，留針10分鐘，試以白開水，供其飲用，答曰已不覺有酸味。其妙無窮，僅四次，完全痊癒。

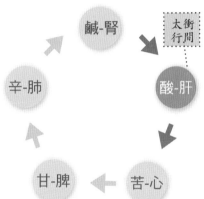

22-3 五臟與五味關係之針法—2

- 鹹（腎）：常先生，45歲，經營川菜，住豐原。來診時自稱：「本人為廚師，近來客人皆稱菜淡而無味，據本人15年經驗，川菜口味辣為先，怎說淡而無味，本餐廳同事亦稱菜不夠鹹，奇怪之至，久之，知我自己口內鹹味太重，故而不敢放鹽之故。」經四診，其尺脈太虛，故而由腎經施治。

- 針灸：灸**復溜、雙太谿、雙腎俞**，五次後味覺正常。

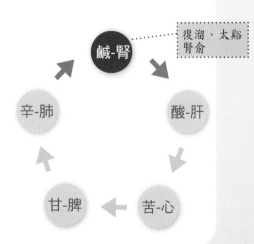

22-4 醫案思路探討

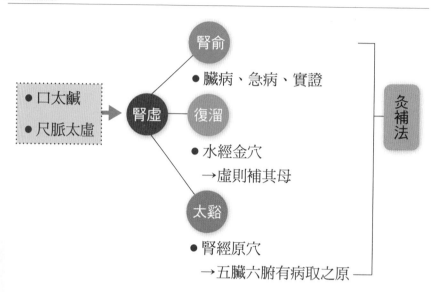

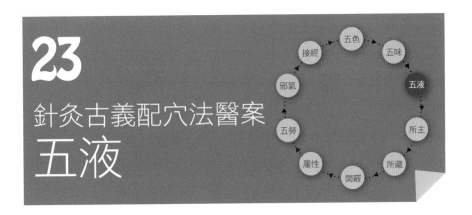

23 針灸古義配穴法醫案
五液

23-1 五臟與五液關係之針灸法

- 《內經》云：「五臟化液，心為汗，肺為涕，肝為淚，脾為涎，腎為唾，是為五液。」又謂「溺為腎液」。

- 病現於液，直治**本臟**，效果卓著。

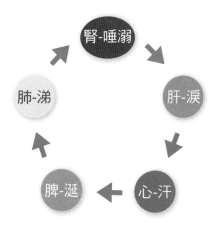

23-2 五臟與五液關係之針灸法－1

- 淚（肝）：李先生，58歲。遇風流淚，冬日淚不止，洗冷水臉以後，流淚2小時。

- 針灸：針肝經原穴雙**太衝**、膽經絡穴**光明**（主客法），四次而癒。

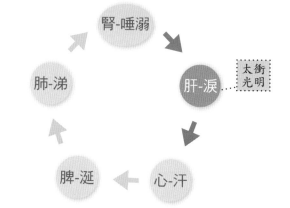

23-3 針灸典籍中「肝衝明」（太衝配光明）主治病症

《針灸大成》	《刺灸心法》
氣少血多肝之經 丈夫潰疝苦腰疼 婦人腹膨小腹腫 甚則嗌乾面脫塵 所生病者胸滿嘔 腹中泄瀉痛無停 癃閉遺溺疝瘕痛 太光二穴即安甯	肝經原絡應刺病 頭痛煩腫脅疝疼 婦人少腹胞中痛 便難溲淋怒色青 ・頭痛，煩腫，脅疝疼痛 ・婦人少腹胞疼痛 ・大便難，小便淋 ・好怒色青

- 總結：
  ❶ 疝症　❷ 腹痛
  ❸ 二便　❹ 頭痛

23-4 五臟與五液關係之針灸法—2

● 汗（心）：王先生，男，住臺北市。日間工作精神不濟，夜眠汗流濕被褥，全身無力，筋骨疼痛，口乾渴，食欲不振。

● 針灸：針**神門**、**陰郄**，二日汗大減，食欲增強，五次後，病情全消。

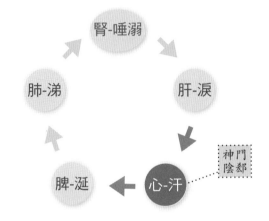

23-5 醫案思路探討

● 為何針神門、陰郄，除了二日汗大減，食欲也會增強？

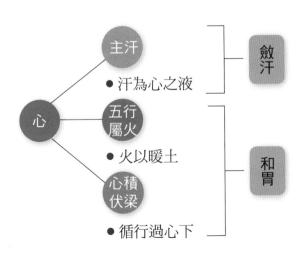

23-6 手少陰之筋的循行

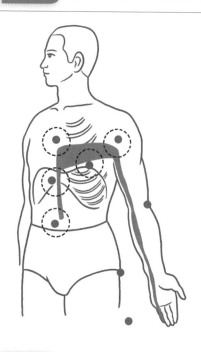

起於小指之內側，結於銳骨，
上結肘內廉，上入腋，交太
陰，伏乳裏，結於胸中，循
賁，下繫於臍。

- 其病：內急，心承伏梁，下
  為肘網。

- 其病：當所過者，支轉筋，
  筋痛。

23-7 手少陰之筋的循行特色及「伏梁」

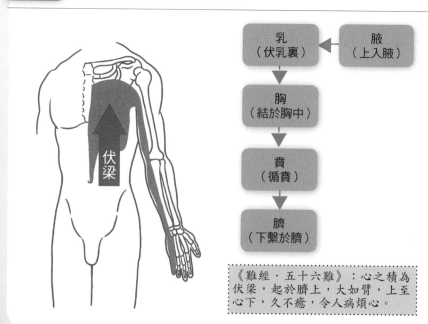

| 乳
（伏乳裏） | ← | 腋
（上入腋） |

胸
（結於胸中）

賁
（循賁）

臍
（下繫於臍）

《難經・五十六難》：心之積為
伏梁，起於臍上，大如臂，上至
心下，久不癒，令人病煩心。

23-8 五臟與五液關係之針灸法—3

- 涎（脾）：陸先生，整日痰涎不斷，時想嘔吐，時覺脅肋疼痛、心神不寧，大便乾燥，常年用皂球灌腸，足腿關節不靈，痠麻難忍。

- 針灸：雙**太白**、雙**公孫**、雙**內關**、雙**曲池**、雙**支溝**、**照海**，次日大便通順，腿足輕鬆，心胸寬暢，連針六次而癒。

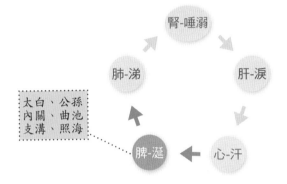

23-9 醫案思路探討

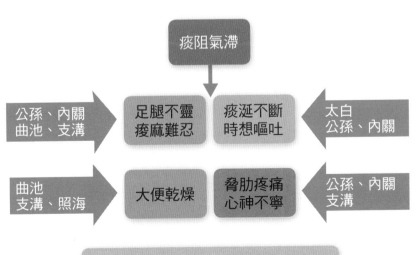

23-10 足太陰之別—公孫

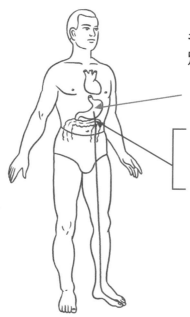

名曰公孫，去本節後一寸，
別走陽明。
- **其別者，入絡腸胃。**

- 其病：厥氣上逆則霍亂。
　　　實，則腸中切痛。
　　　虛，則鼓脹。

23-11 手心主之別—內關

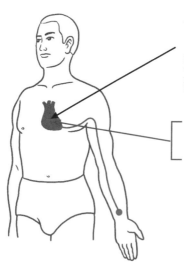

名曰內關，去腕二寸，
出於兩筋之間，
別走少陽，循經以上，
繫於心包，絡心系。

- 其病：心系實，則心痛，
　　　虛，則為煩心。

23-12 五臟與五液關係之針灸法─4

- 涕（肺）：陳小姐，女，36歲。時咳，淚涕交流，喉癢即咳。
- 針灸：針雙**太淵**（補法）、灸**肺俞**、**風門**、針**天突**，七次痊癒。

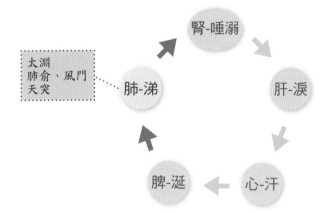

23-13 醫案思路探討

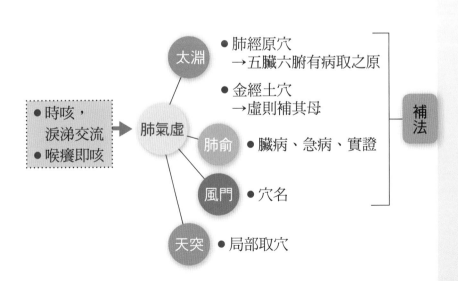

㉓ 針灸古義配穴法醫案之五液

23-14 五臟與五液關係之針灸法—5

- 唾（腎）：張先生，10歲。夜眠唾流濕枕髮，口渴多飲，尺脈微弱。

- 針灸：灸雙**腎俞**、針雙**地倉**（補），二次癒。

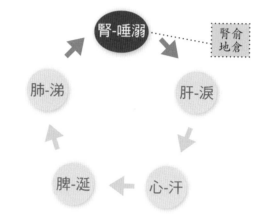

23-15 五臟與五液關係之針灸法—6

- 溺（為腎液）：韋先生，34歲。夜尿20餘次，且有精液滲出，全身乏力，無法上班，尺脈似無。

- 針灸：灸**腎俞**，針補**復溜**、**飛揚**、**太谿**，果收奇效。

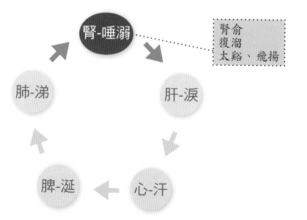

23-16 醫案思路探討

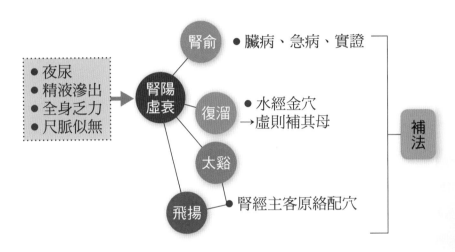

23-17 足太陽之別—飛揚

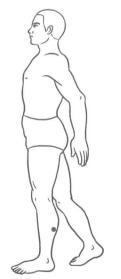

名曰飛揚，去踝七寸，
別走少陰。

● 其病：實，則鼽窒，頭背痛。
　　　虛，則鼽衄。

足太陽經別絡循行示意圖

足太陽膀胱之絡脈

23-18 腎經原絡穴「腎谿飛」（太谿配飛揚）主治病症

《針灸大成》 ➡

臉黑嗜臥不欲糧
目不明兮發熱狂
腰痛足疼步難履
若人捕獲難躲藏
心膽戰兢氣不足
更兼胸結與身黃
若欲除之無更法
太谿飛揚取最良

《刺灸心法》 ➡

腎經原絡應刺病
大小腹痛大便難
臍下氣逆脊背痛
唾血渴熱兩足寒

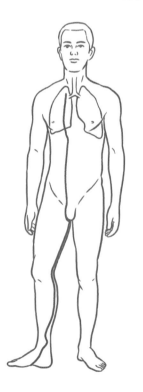
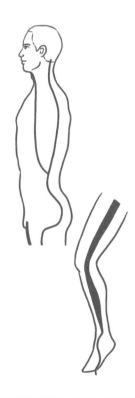

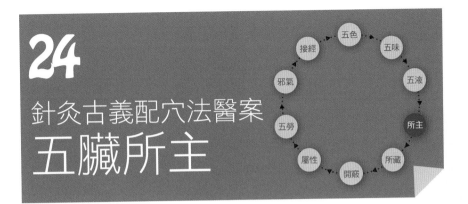

24 針灸古義配穴法醫案
五臟所主

24-1 五臟所主關係之針灸法

- 《內經》云：「五臟各有所主，心主脈、肺主皮、肝主筋、脾主肉、腎主骨，是謂五主也。」

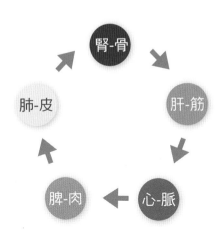

腎-骨
肝-筋
心-脈
脾-肉
肺-皮

24-2 五臟所主關係之針灸法—1

- 筋（肝主）：蔡先生，18歲，住基隆市。於金山海濱浴場，忽覺雙腿抽筋，險象環生，經人拖至岸邊，已喝海水數口，雙腿縮至一團不伸。

- 針灸：先針筋會**陽陵泉**，再針肝之**蠡溝**，雙腿立刻活動自如，又針雙**內關**，吐出海水後回家。

腎-骨

陽陵泉
蠡溝
內關

肺-皮

肝-筋

脾-肉

心-脈

24-3 醫案思路探討

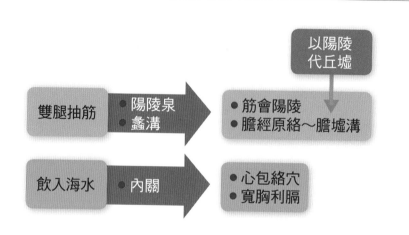

以陽陵
代丘墟

雙腿抽筋 ● 陽陵泉
● 蠡溝
→ ● 筋會陽陵
● 膽經原絡～膽墟溝

飲入海水 ● 內關
→ ● 心包絡穴
● 寬胸利膈

24-4 膽經原絡穴「膽墟溝」（丘墟配蠡溝）主治病症

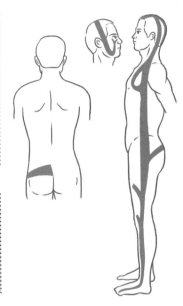

《針灸大成》→

膽經之穴何病主
胸脅肋疼足不舉
面體不澤頭目疼
缺盆腋腫汗如雨
頸項瘻瘤堅似鐵
瘧生寒熱連骨髓
以上病症欲除之
須向丘墟蠡溝取

《刺灸心法》→

膽經原絡應刺病
口苦胸脅痛不寧
髀膝外踝諸節痛
太息馬刀俠瘻癭
唾血渴熱兩足寒

24-5 足厥陰之別—蠡溝

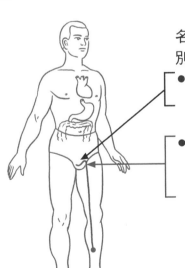

名曰蠡溝，去內踝五寸，別走少陽。

- 其別者，循經上睪，結於莖。

- 其病：氣逆則睪腫、卒疝。
  實，則挺長。
  虛，則暴癢。

24-6 手心主之別—內關

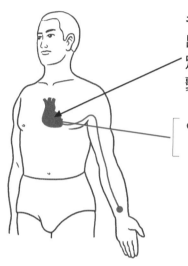

名曰內關，去腕二寸，
出於兩筋之間，
別走少陽，循經以上，
繫於心包，絡心系。

- 其病：心系實，則心痛，
　　　　虛，則為煩心。

24-7 《靈樞·經脈》心包經絡脈及內關穴主治

絡名	穴位	循行	實證	虛證
心包	內關	去腕二寸，出於兩筋之間，別走少陽，循經以上，繫於心包，絡心系。	心痛	煩心

- 古代文獻中內關穴主治統計報告

吐出海水……

健脾和胃	疏脅利膽
寬胸利膈	治氣
調腹散積	補虛
寧心	清熱
安神	疏理上肢

資料來源：劉立公，顧傑，沈雪勇：
古代文獻中心包經及其腧穴主治的統計報告

24-8 五臟所主關係之針灸法—2

- 骨（腎主）：潘先生，男，27歲，住臺北市。因車禍左小腿骨折，經西醫接合後，仍常痠痛，雖經服食中西藥物，效皆不彰。
- 針灸：針雙**太谿**（腎）、雙**飛揚**（膀胱原絡）、雙**大杼**（骨會）、雙**水泉**，十次一療程，二療程後已無症感。

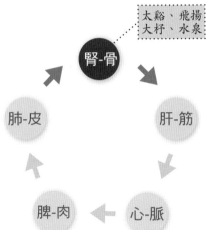

24-9 醫案思路探討

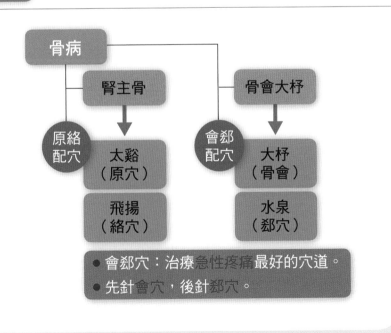

- 會郄穴：治療急性疼痛最好的穴道。
- 先針會穴，後針郄穴。

25

針灸古義配穴法醫案
五臟所藏

五色
五味
接經
五液
邪氣
所主
五勞
所藏
屬性
開竅

25-1 五臟所藏之針灸法

- 《內經》曰：「五臟所藏，心藏神、肺藏魄、肝藏魂、脾藏意、腎藏志。」

- 〈本神〉篇曰：「肝藏血、血舍魂、脾藏營、營舍意、心藏脈、脈舍神、肺藏氣、氣舍魄、腎藏精、精舍志。」

- 知病所藏於何經，以臟配穴，當有奇效。

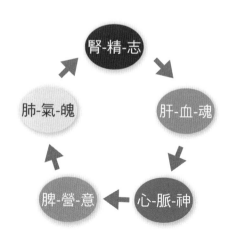

腎-精-志

肝-血-魂

肺-氣-魄

心-脈-神

脾-營-意

25-2 五臟所藏之針灸法—1

- 心藏神：吳小姐，28歲，住臺北。面色紅潤、氣色頗佳，唯夜不安枕、思想複雜、睡不踏實、夢亦極多。知其色紅屬心，心藏神。

- 針灸：針其母穴**少衝**，但補井當補合，改補**少海**雙穴，加其心經原穴**神門**，三次即可熟睡。

腎-精-志

肺-氣-魄

肝-血-魂

脾-營-意

心-脈-神

少衝→少海
神門

25-3 五臟所藏之針灸法—2

- 脾藏意：胡小姐，24歲。腹中時覺飢餓，但見飯而厭，不欲用食，對水果亦不生興趣，日漸衰弱，瘦不禁風，對任何事物皆不為趣，與男友斷絕來往，其母焦急，他法治療無效，試以針灸。

- 針灸：針刺**大都**、**太白**，再刺**解谿**、**三里**，經三次強行治療，胃口大開，對食物發生興趣，八次後三餐正常，體重、面色好轉，全家樂甚鳴炮致謝。

腎-精-志

肺-氣-魄

肝-血-魂

脾-營-意

心-脈-神

大都、太白
解谿、三里

25-4 醫案思路探討

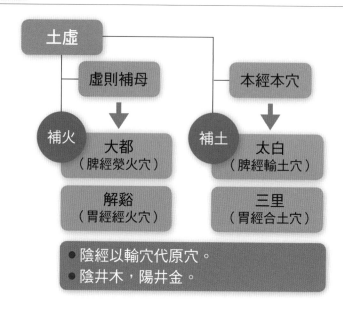

25-5 五臟所藏之針灸法—3

- 肺藏魄，肝藏魂：男生，17歲，學生，住永和。體格外表極壯，但夜間不敢出門、膽小如鼠。如夜間外出，無人帶路無法返家，其父母焦急萬分，西醫請其去看精神科，最後無奈針灸治療。其左關弦細，右寸沉微，經予針灸，妙事發生，僅二次一切正常。

- 針灸：取穴雙**太衝**、雙**曲泉**、雙**太淵**、雙**經渠**，二次與常人無異。

腎-精-志

太衝、曲泉

肝-血-魂

肺-氣-魄

太淵、經渠

脾-營-意 ← 心-脈-神

25-6 醫案思路探討

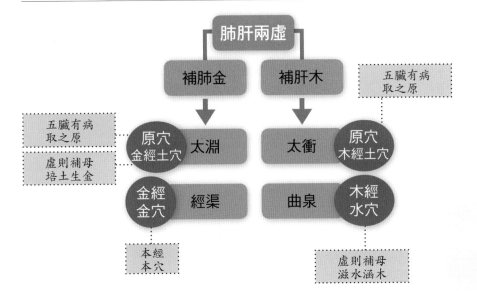

㉕ 針灸古義配穴法醫案之五臟所藏

26

針灸古義配穴法醫案
五臟所開竅

接經 — 五色 — 五味
邪氣 — 五液
五勞 — 所主
屬性 — 所藏
開竅

26-1 五臟所開竅之針灸法

- 《內經》曰：「肝開竅於目，心開竅於舌，脾開竅於口，肺開竅於鼻，腎開竅於耳及二陰。」

- 依其病症，治所開竅之臟，效果可彰。

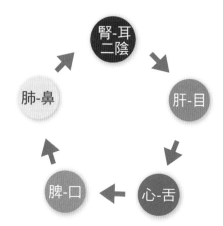

腎-耳二陰
肝-目
肺-鼻
脾-口
心-舌

- **肝（開竅於目）**：楊陳女士，43歲。雙目無故流淚，曾數度看眼科，點藥吃藥皆無效，皆淚流不止，晝夜皆然，無所適從，四處求醫，效果不彰，亦曾針灸數次而未見效。據其說曾針眉及眼附近（其所指如攢竹、絲竹空、瞳子髎等）僅可稍減，迅即復原自流，無法斷根，經予再施。

- **針灸**：針雙**曲泉**、雙**太衝**、雙**光明**、雙**中都**、雙**頭臨泣**，果然見效，四次淚平。

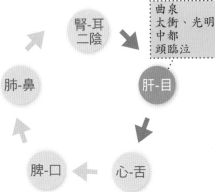

26-3 醫案思路探討

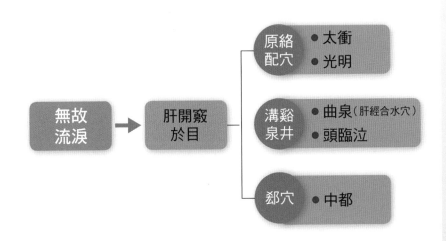

26-4 五臟所開竅之針灸法—2

- 心（**開竅於舌**）：陳先生，業油漆工，住高雄市。其舌尖鮮紅，有潰瘍白點十數粒，刺痛非常，經看西醫為口腔炎，注射三天無效，並吃清涼中藥，僅稍減痛而不癒，改求針灸。

  - **針灸**：針雙**神門**、雙**陰郄**，**少衝**、**少澤**放血、針雙**支正**，以上全瀉。經一夜睡眠後，次日全消，妙哉。

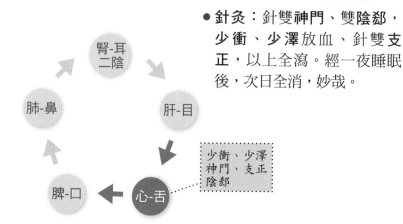

26-5 醫案思路探討

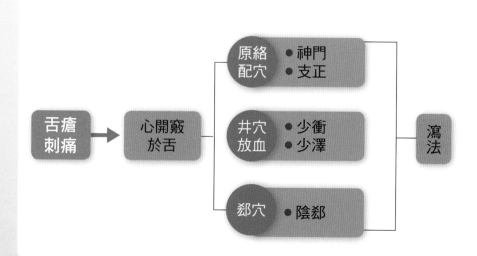

26-6 五臟所開竅之針灸法—3

- **腎（開竅於二陰、開竅於耳）**：馮陳女士，58歲，住中壢。因病體虛，尺脈極微，兩耳蟬鳴不止。

- **針灸**：灸**腎俞**七壯、針雙**復溜**、雙**飛揚**補法，一次減輕，五次止鳴。

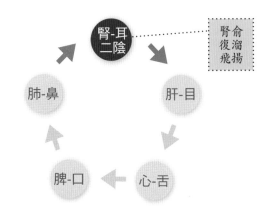

26-7 五臟所開竅之針灸法—4

- 管先生，39歲，公務員，住臺北市。夜尿特多，尿頻量少，小腹脹急，無法忍耐，晝不能上班。

- **針灸**：補**復溜**、**飛揚**、**三陰交**，灸**中極**、**腎俞**。連續七日，一切復常。

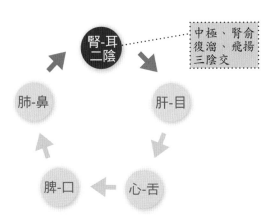

26-8 醫案思路探討

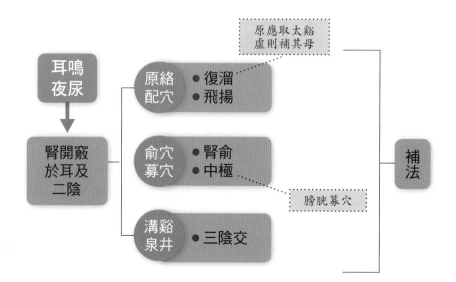

特以此二例，啟發思路，實際上病例極眾，效果奇佳，證明
腎開竅於耳及二陰之古義，應用在針灸法則上，真有確效。

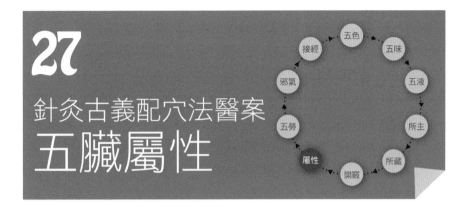

27 針灸古義配穴法醫案
五臟屬性

27-1 五臟屬性所病之針灸法

- 肝屬木性風，所病為語，諸風掉眩皆屬於肝；

- 心屬火性熱，所病為噫，諸痛瘍瘡皆屬於心；

- 脾屬土性濕，所病為吞，胃為氣逆，為噦為恐，諸濕腫滿皆屬於脾；

- 肺屬金性燥，所病為咳，諸氣膹鬱皆屬於肺；

- 腎屬水性寒，所病為欠為嚏，諸寒收引皆屬於腎。

——《內經》

27-2 五臟屬性所病之針灸法（續上）

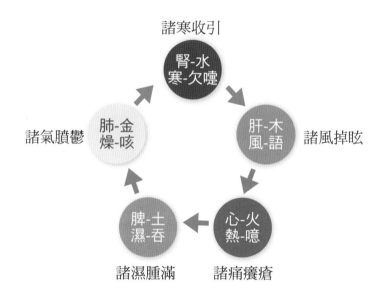

27-3 五臟屬性所病之針灸法—1

- 肝（屬木性風，所病為語，諸風掉眩，皆屬於肝）：回女士，55歲，住基隆市，家庭主婦。忽覺手足麻木，面青唇白，全身哆嗦，四肢厥冷，並手指胸口，狀至緊急。

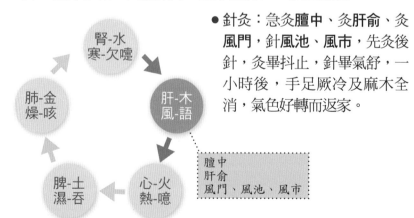

- 針灸：急灸**膻中**、灸**肝俞**、灸**風門**，針**風池**、**風市**，先灸後針，灸畢抖止，針畢氣舒，一小時後，手足厥冷及麻木全消，氣色好轉而返家。

膻中
肝俞
風門、風池、風市

27-4 醫案思路探討

```
                        ┌─────────────┐
              八會 ┌──── • 膻中         │
              氣會 └─────────────┘      ┌─────────┐ ········ 抖止
                   ┌─────────────┐      │ 先補 │
諸風掉眩   溝谿 ┌── • 風門         │      └─────────┘
皆屬於肝 ── 泉井 │── • 風池         │─── 先灸 ──►
                 └── • 風市         │      後針   ┌─────────┐
                   └─────────────┘             │ 後瀉 │
              俞穴 ┌──── • 肝俞         │      └─────────┘ ········ 氣舒
                   └─────────────┘
```

27-5 五臟屬性所病之針灸法—2

- 心（心屬火性熱，所病為噫，諸痛癢瘡，皆屬於心）：林小姐，25歲，住板橋。因食物而全身生瘡，紅腫有膿頭，奇癢無比，手足心燙熱，時有腹痛，雙寸脈皆沉數，大便乾燥，心煩急躁，常生氣罵人。

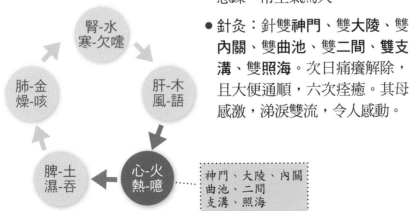

- 針灸：針雙**神門**、雙**大陵**、雙**內關**、雙曲池、雙**二間**、雙**支溝**、雙**照海**。次日痛癢解除，且大便通順，六次痊癒。其母感激，涕淚雙流，令人感動。

神門、大陵、內關
曲池、二間
支溝、照海

27-6 五臟屬性所病之針灸法—3

- 腎（屬水性寒，所病為欠為嚏，諸寒收引，皆屬於腎）：
  何先生，男，35歲，業餐廳，住臺北市。患陰縮之疾（又
  稱縮陽），生殖器縮入體內，痛不欲生，大哭大叫，就地
  捧腹翻滾。

- 針灸：急灸**關元**、**中極**、**腎俞**、**中膠**，灸半小時，陽具出而
  痛止。

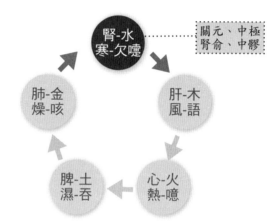

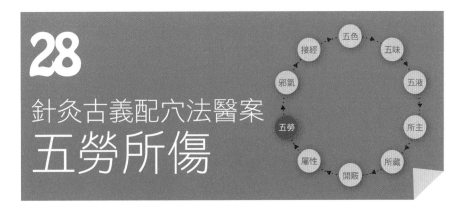

28 針灸古義配穴法醫案
五勞所傷

28-1 五勞所傷針灸法

- 《內經》云：「久視傷血（心），久臥傷氣（肺），久坐傷肉（脾），久立傷骨（腎），久行傷筋（肝），是謂五勞所傷。」

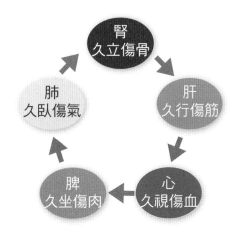

28-2 五勞所傷針灸法—1

- 久坐傷肉（脾）：何先生，42歲，美籍，電腦專家。整日研究學術，日坐八小時，很少運動，雙風市處麻木不仁，手揩無覺，恐慌萬分，吃西藥及注射三週，毫無起色，改求針灸。
- 針灸：先在其**隱白**穴放血，針**太白**、**陽陵泉**（循經），**天應**罐套針，當即而癒。

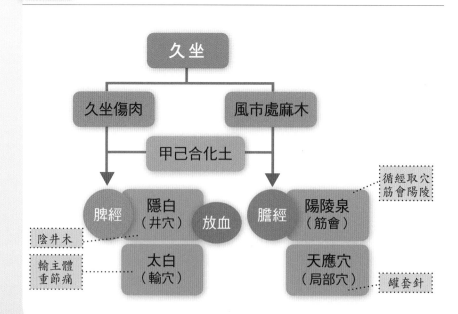

28-3 醫案思路探討

- 久臥傷氣（肺）：楊先生，54歲，計程車司機，住桃園。因工作疲勞，駕車行駛15小時，勞累過度，補充睡眠，一睡17個小時，醒後全身乏力、關節痛，元氣不足，其家人求援，予以治療。

- 針灸：先令其吃稀飯一碗，休息30分鐘，針其雙**太淵**（母）、雙**經渠**（金）、灸其**風門**、**肺俞**及**膻中**灸五壯，針灸畢，全身舒暢，不需人扶而自行下床走路。

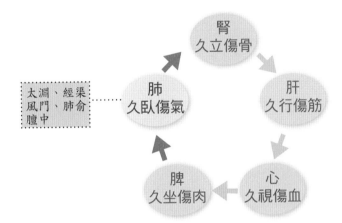

太淵、經渠
風門、肺俞
膻中 ⋯⋯ 肺
久臥傷氣

腎
久立傷骨

肝
久行傷筋

心
久視傷血

脾
久坐傷肉

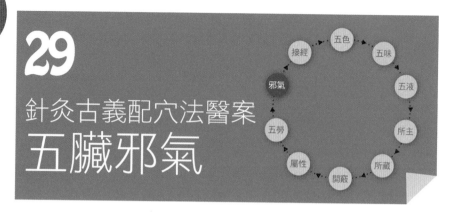

29
針灸古義配穴法醫案
五臟邪氣

29-1 五臟邪氣留滯之針灸法

- 《內經》云：「心肺有邪，其氣留於兩肘；肝有邪，其氣留於兩腋；脾有邪，其氣留於兩髀；腎有邪，其氣留於兩膕。」（注：「髀」一說為大腿骨外側，另一說為大腿內側與小腹交接處的腹股溝部位，如《　經》注曰：「脾與胃合，其脈皆自脛股上出衝門、氣衝之間，故邪氣留於髀胯間者，知為脾經之病。」）

- 周師書：「脾有邪，其氣留於兩肋。」

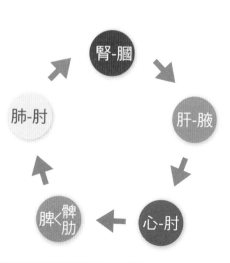

29-2 五臟邪氣留滯之針灸法（續上）

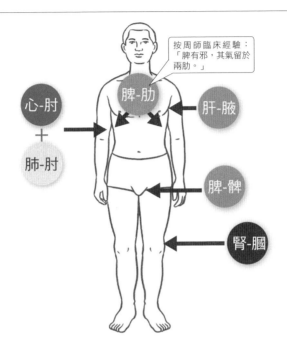

按周師臨床經驗：
「脾有邪，其氣留於兩肋。」

心-肘
+
肺-肘

脾-肋

肝-腋

脾-髀

腎-膕

29-3 五臟邪氣留滯之針灸法—1

- **心肺有邪，其氣留於兩肘**：吳先生，49歲。其胸中不舒，且兩肘疼痛，觸之痛甚，狀至辛苦。

- **針灸**：取穴**公孫**、**內關**，加**肘尖穴**（經外），其痛頓消，心胸舒暢，當即笑逐顏開，嘖嘖稱奇。

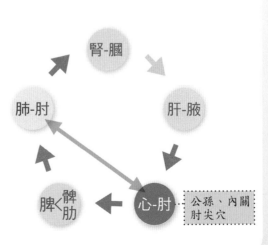

腎-膕

肺-肘

肝-腋

脾〈髀
肋

心-肘

公孫、內關
肘尖穴

29-4 醫案思路探討

十二經脈接經示意圖：

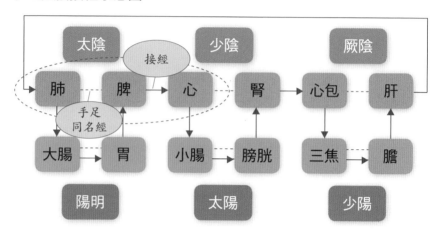

八脈八法交會穴：

● 歌訣：公孫衝脈胃心胸，內關陰維下總同。

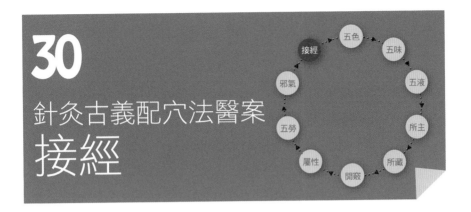

30

針灸古義配穴法醫案
接經

30-1 接經針灸法

- 上下相互接連的經脈。

- 接經配穴法：

  ❶ 應先行**診斷為何經**之病症；

  ❷ 再取其**同側或上或下**所接的經脈，或取**手足同名**的五腧穴、郄穴、絡穴，進行針灸治療。

- 接經方向如下頁圖所示。

30-2 十二經脈接經示意圖

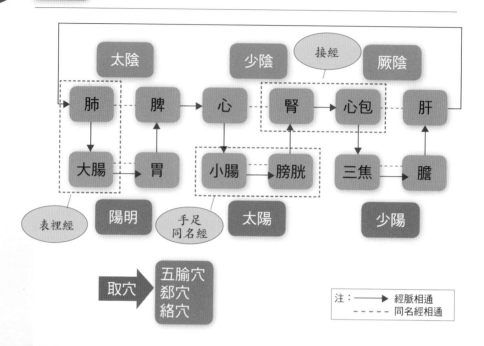

30-3 接經針灸法—1

- 胡小姐，31歲，會計。自訴右側腰連腿痛已十六日，夜間較重，日間稍輕，近三日來因疼痛夜不成眠，腰背無法伸直，不能翻身，行走時腿如電擊於膽經麻痛，曾被針灸治療環跳、承扶等穴，效果不佳。

- **檢查探討**：狀容痛苦，面色尚佳，右腿舉高40度，試驗髖部局部紅腫，並有壓痛，脈弦實，舌苔薄白，因勞累過度並受風寒濕邪侵入足**少陽膽經**經絡，經氣痺阻所致之坐骨神經痛。

- **針灸**：以接經取穴法，取上接**手少陽三焦經外關穴**，以提插捻轉手法，三分鐘後患側有熱感，五分鐘後，腿可舉高85度，次日同上法同針，計二次癒。

30-4 醫案思路探討

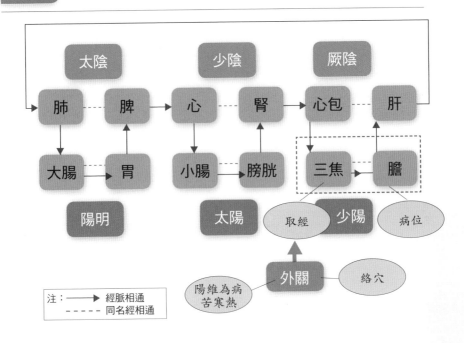

30-5 接經針灸法—2

- 唐小姐，26歲，業商。自訴雙肩疼痛一週，係吹冷氣所致，次日不能活動，前舉及轉向背後困難，曾被針後谿、肩貞等穴，效果不良。

- **檢查探討**：兩手臂上舉疼痛非常，只能前舉平乳部，不能再高，脈皆緊，舌苔白，由於生活失常、冷氣過度，衛氣失固，外邪侵入，氣血不能暢行而為痹痛，痛位為**小腸經**所過之處，斷為肩關節風濕。

- **針灸**：取接經治療法，取足**太陽膀胱經之絡穴飛揚**提插捻轉，並活動患部，當時效果顯著好轉，十分鐘後，兩手臂運轉自如。

30-6 醫案思路探討

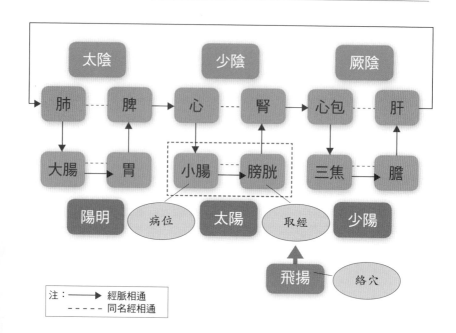

注：——▶ 經脈相通
 ----- 同名經相通

31 內外山陵、丘海池渠、溝谿泉井及手足治療醫案

31-1 治療醫案－1

1 萬XX，患乳頭及乳尖部痛不忍，已兩天。

- 治療：雙**外關**、雙**外丘**、雙**丘墟**、雙**內庭**；二日而癒。

2 吳XX，右手抖動不停，經醫院檢查甲狀腺等無病。

- 治療：雙**神門**、左**梁丘**，五次而癒。

3 王XX，51歲，安徽合肥人，1972年11月在臺北，患口乾燥，身背水壺（10公升膠桶）邊走邊喝，勢如救火，經醫檢查無糖尿病，已五天，藥物無用。

- 治療：雙**大陵**、**廉泉**；四次癒，送水果鳴炮致謝。

31-2 治療醫案—2

4 陳XX，廣東臺山人，27歲，1950年5月在高雄。患眼霧乾燥，視物不清，已三天。

● 治療：雙**天池**、雙**天泉**、雙**頭臨泣**、雙**光明**；三天癒。

5 張XX，浙江寧波人，26歲，1951年4月在金門。患足心熱二天，時浸冷水。

● 治療：雙**清冷淵**、雙**湧泉**；二次癒。

6 黃XX，42歲，福建福清人，1951年5月在金門。腰軟腿軟而無力，行走困難，已三天。

● 治療：雙**承扶**、雙**承山**、雙**崑崙**；每日一次，三日而癒。

32
十三鬼穴應用

32-1 十三鬼穴應用針法

- 適應症：精神異常。

- 針灸法：
  ❶ 按順序針。
  ❷ 不要留針，一針一針扎，以免翻身受傷。
  ❸ 勿針滿13穴──得饒人處且饒人。
  ❹ 舊曆七月份不扎（但周師照針）。

32-2 十三鬼穴應用針法（續上）

❶ 鬼宮（即水溝穴，刺入3分）

❷ 鬼信（即少商穴，刺入3分）

❸ 鬼壘（即隱白穴，刺入2分）

❹ 鬼心（即大陵穴，刺入5分）

❺ 鬼路（即申脈穴，刺入火針3下）

❻ 鬼枕（即風府穴，刺入2分）

❼ 鬼床（即頰車穴，刺入5分）

❽ 鬼市（即承漿穴，刺入3分）

❾ 鬼窟（即勞宮穴，刺入2分）

❿ 鬼堂（即上星穴，刺入2分）

⓫ 鬼藏（即會陰穴，刺入3分）

⓬ 鬼腿（亦稱鬼臣，即曲池穴，火針刺入5分）

⓭ 鬼封（即海泉穴，在舌下中縫，刺出血，乃橫安板1枚，就兩口吻，令舌不能動）

⓮ 再加間使、後谿穴尤妙。

32-3 十三鬼穴針灸順序

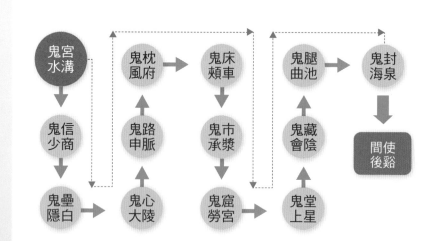

33
治療個論與醫案探討

33-1 治療個論

- 專病療法
- 綜合醫案

33-2 專病療法

33-3 綜合醫案

34

專病療法1
減肥體針法

34-1 減肥體針法的重點穴位

- 第一、二次：**足三里、三陰交、聽宮**（置針）
- 第三次以後：

  ◇ 三陰交、足三里
  ◇ **中脘、水分、天樞、陰交**
  ◇ **男：石門、女：關元**
  ◇ 聽宮（置針）

  ◇ **神闕開一寸**（經外穴）
  ◇ **天樞開一寸**（經外穴）
  ◇ 最後收針，**雙曲池、雙合谷**

資料來源：《針灸配穴思路》

34-2 為何選用聽宮穴減肥？

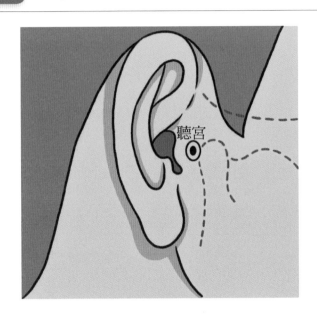

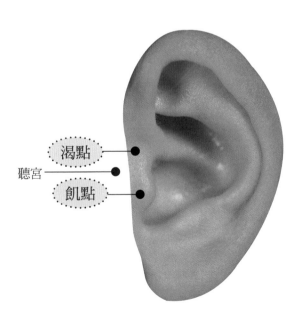

35 專病療法2
坐骨神經痛
針灸治療

35-1 坐骨神經痛針灸治療之研究

- 經本人與數位同道之合作研究與試驗，以數年之記錄與經驗，以下列治療之方法，已得到良好的成果。

- 如果在**六次以上**之治療而無效果者，應以開刀手術而停止針灸治療。

資料來源：《針灸重點釋義》

35-2 坐骨神經痛使用的穴道和方法

- 首先令患者伏臥，取（健側）之**手針腰腿穴**。

- 再針**雙上髎、雙次髎、雙中髎**。

- 再針**雙風市→雙委中→雙承山→雙崑崙**。

- 上、次、中髎以大型火罐套於針上拔緊。

- 風市套拔火罐。

- 承山穴運針強刺激（瀉）。

- 起針時先看火罐之顏色，一般皆以**紅色**皮膚為準。如果患者尚能忍耐或重疾者，可用瘀血火罐，也就是皮膚已接近黑色。

- 起針由崑崙穴先起，注意**由上往下下針，由下往上起針**，起針至有火罐之穴道時，先起火罐，隨即起針。

- 請患者改姿仰臥。

- 針**雙陽陵泉**或**絕骨**（可交替使用，亦可同時二穴）。

- 起針後令患者側臥，痛側在上，上腿盡量彎曲，下腿盡量伸直，以長針針**環跳穴**，強刺激，不留針。

35-3 坐骨神經痛的治療思路

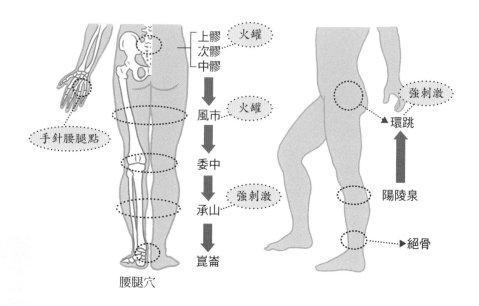

上髎 ─ 火罐
次髎
中髎

風市 ─ 火罐

委中

承山 ─ 強刺激

崑崙

腰腿穴

手針腰腿點

強刺激 ─ 環跳

陽陵泉

絕骨

35-4 坐骨神經痛的注意事項

- 以上用穴之進針方法，凡雙穴者應**先針健側**，再針**患側**。

- 如有胃痛者，應先止胃痛，一般以**公孫、內關、三里、中脘**等有效，然後再治療坐骨神經痛。

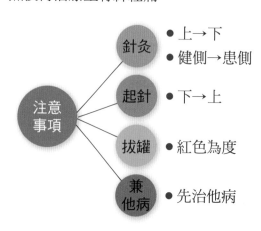

注意事項

針灸
- 上→下
- 健側→患側

起針
- 下→上

拔罐
- 紅色為度

兼他病
- 先治他病

36 專病療法3
耳鳴、耳聾及聾啞之針療

36-1 耳鳴之針療─1：病因及症狀

- 耳鳴的病因雖多，然不外乎虛實兩類：
  ❶ **實**：耳中如蟬噪不休，**以手按之則不減**，屬實，乃**肝膽之火上逆**。
  ❷ **虛**：時鳴時止，**以手按之則不鳴或減少者**，屬虛，乃**肝腎之陰不足**。

- 應各依虛實治之。

資料來源：《針灸斷病法則》

36-2 耳鳴之針療—2：取穴

- **實症：**（多瀉）
  耳門、翳風
  聽宮、肝俞
  行間、俠谿
  臨泣

- **虛症：**（多補）
  耳門、翳風
  聽宮、肝俞
  腎俞、太谿

36-3 耳鳴之針療—3：其他參考穴位

- **聽會、合谷、中渚**可取為備用穴。

- **後谿、腕骨**亦治耳鳴效穴。

- 虛症可加**三陰交、關元**，以補陰培元。

- 腎開竅於耳，腎與膀胱互為表裡，取**束骨**亦為治耳鳴效穴。

- 老年人耳鳴為生理退化現象之一，可灸**命門**。

36-4 耳鳴針療的治療思路

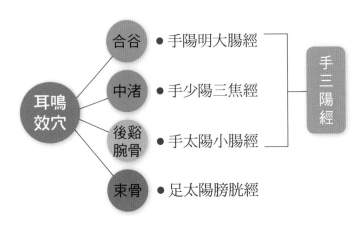

36-5 耳部經絡分布及病候表

經脈	經別	經筋	絡脈
❶ 足太陽－至耳上角 ❷ 足陽明－循頰車，上耳前 ❸ 足少陽－下耳後，支者，從耳後入耳中，出走耳前 ❹ 手太陽－卻入耳中 ❺ 手少陽－繫耳後，直上出耳上角；從耳後入耳中，出走耳前	足三陽 ● 手厥陰－出耳後 手三陽	❶ 足陽明－支者，從頰結於耳前 ❷ 足少陽－循耳後 ❸ 手太陽－結於耳後完骨，支者入耳中，直者出耳上，循耳前 ❹ 手少陽－循耳前	● 手陽明－入耳，合於宗脈
經脈	經別	經筋	絡脈
● 手太陽－耳聾 ● 手少陽－耳聾渾渾焞焞……耳後肩臑肘臂外皆痛 ● 督脈－耳鳴		● 手太陽－耳中鳴痛引頷	● 手陽明－實則於齲、聾

36-6 大腸經耳部經絡分布及病候表

經脈	經別	經筋	絡脈
			● 手陽明－入耳，合於宗脈

經脈	經別	經筋	絡脈
			● 手陽明－實則於齬、聾

36-7 手陽明大腸之別

曰偏歷，去腕三寸，別走太陰。

● 別者，上循臂，乘肩髃，上曲頰，偏齒。

● 別者，入耳，合於宗脈。

● 其病：

❶ 實，則齬聾。

❷ 虛，則齒寒、痺膈。

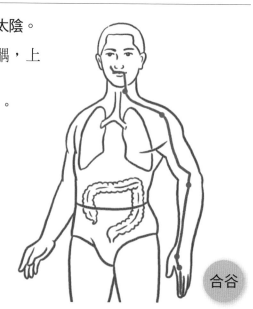

合谷

36-8 三焦經耳部經絡分布及病候表

經脈	經別	經筋	絡脈
● 手少陽－繫耳後，直上出耳上角；從耳後入耳中，出走耳前		● 手少陽－循耳前	

經脈	經別	經筋	絡脈
● 手少陽－耳聾渾渾焞焞……耳後肩臑肘臂外皆痛			

36-9 三焦手少陽之脈循行及病候

- 支者，從膻中上，出缺盆，上項，**繫耳後**，直上出**耳上角**，以屈下頰至䪼。

- 支者，從**耳後**，入**耳中**，出走**耳前**，過客主人，前交頰，至目銳眥。

- 是動則病：**耳聾**渾渾焞焞，嗌腫，喉痹。

- 主氣所生病者：汗出，目銳眥痛，頰腫。**耳後**、肩、臑、肘、臂外皆痛，小指次指不用。

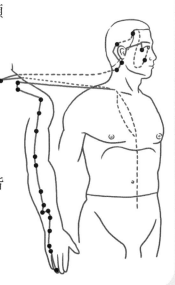

36-10 手少陽之筋及病候

起於小指次指之端，結於腕，
上循臂，結於肘，上繞臑外
廉，上肩走頸，合手太陽。

- 支者，當曲頰，入繫舌本。

- 支者，上曲牙，循耳前，屬
  目外眥，上乘頷，結於角。

- 其病：當所過者，支轉筋，
  舌卷。

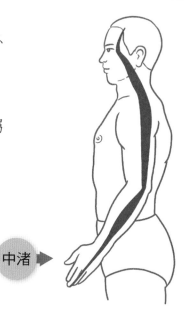

中渚 ▶

36-11 小腸經經絡分布及病候表

經脈	經別	經筋	絡脈
● 手太陽－卻入耳中		● 手太陽－結於耳後完骨，支者入耳中，直者出耳上，循耳前	

經脈	經別	經筋	
● 手太陽－耳聾		● 手太陽－耳中鳴痛引頷	

36-12 小腸手太陽之脈循行及病候

- 支者，從缺盆，循頸上頰，至目銳眥，卻入**耳中**。

- 支者，別頰上䪼，抵鼻，至目內眥，斜絡於顴。

- 主液所生病者：**耳聾**，目黃，頰腫。頸、頷、肩、臑、肘臂外後廉痛。

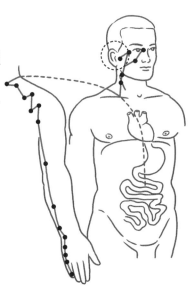

36-13 手太陽之筋及病候

- 支者，後走腋後廉，上繞肩胛，循頸，出足太陽之筋前，結於**耳後完骨**。

- 支者，入**耳中**。

- 直者，出**耳上**，下結於頷，上屬目外眥。

- 支者，上曲牙，循**耳前**，屬目外眥，上頷，結於角。

- 其病：……腋後廉痛，**繞肩胛引頸而痛，應耳中鳴痛引頷**。

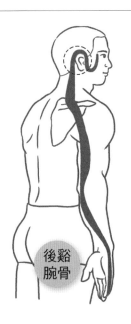

後谿
腕骨

36-14 上肢全息元

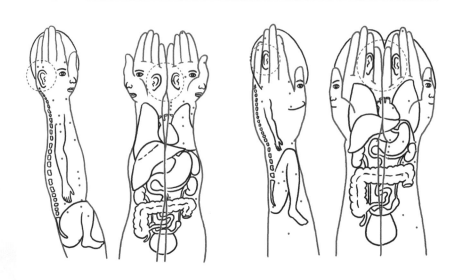

資料來源：《急病針灸典籍通覽》

36-15 耳聾之針療—1：病因及症狀

- 實者，因**客邪氣閉**，**痰火上擾**，**肝膽火旺**等。

- 虛者，因**中氣虛憊**，或**腎氣不能上注**，或**水虧不能涵木**，**虛陽上僭**等，其他或由耳鳴，或由中耳炎轉變而來。

36-16 耳聾之針療—2：取穴

應依症狀不同分別處方如下：

- 外感——宜疏風解表：**外關**、風池、翳風、**合谷**。

- 氣閉——宜疏泄經氣：聽會、翳風、**中渚**、太衝。

- 痰火——宜清火化痰：聽宮、耳門、**大陵**、**豐隆**、**內關**。

- 肝陽——宜育陰潛陽：耳門、聽會、**行間**、**俠谿**（均瀉）、**太谿**（補）。

- 氣陷——應升陽益氣：百會、**中脘**、**足三里**、**氣海**、聽會、翳風。

- 腎虛——應培陰固元：**腎俞**、**關元**、太谿、三陰交、聽宮。

（粗體字表示為遠端取穴。）

36-17 耳聾之針療—3：其他參考穴位

- 耳部穴位：耳門、聽宮、聽會、翳風、下關、瘈脈、顱息、翳明等，每次可輪換或酌加一二。

- 備用穴：**合谷**、**外關、中渚、關衝、液門**。······ 手少陽

- 老人重聽，一般認為是腎虧於下所致，可取**腎俞**、**俠谿**、**關元**並配合耳部穴位針之。

36-18 聾啞之針療—1：病因

本病有天先性與後天性之分：

- 先天性的聾啞是與生俱來，後天性聾啞則為外傷、藥物中毒、中耳炎、熱性病及傳染病的後遺症。又熱性病的後遺症以小兒為多。

- 據臨床經驗，針灸治聾啞**以先天性**的效率較後天性為高。

- 後天性聾啞中，又以**中耳炎**引起的有效率較高。**病程短的、年紀輕**的患者療效較好。

36-19 聾啞之針療—2：症狀

- **先天性聾啞**：出生後就聽不到聲音，學語時即直聲。

- **後天性聾啞**：多因發高燒及痙厥，以致經絡受其影響，官竅閉塞不通，先是聽不到聲音，漸漸由聾成啞。

36-20 聾啞之針療—3：取穴

- 耳門、聽宮、翳風、翳明、下關、百會、風府、風池、天突、廉泉、金津、玉液、啞門、**足三里**、**合谷**、**中渚**、**外關**、**曲池**。

- 以上穴位分為五組，每天針一組如下：
  - ❶ 百會、翳明、聽宮、下關、風池。
  - ❷ 翳明、耳門、**合谷**、風府。
  - ❸ 啞門、天突、**合谷**、**足三里**（或以外關代合谷）。
  - ❹ 翳明、翳風、聽宮、**中渚**。
  - ❺ 翳明、啞門、聽會、廉泉（含金津、玉液）、**曲池**。

36-21 聾啞之針療—4：其他參考穴位

- **耳門**可透聽宮及聽會，**下關**可透聽宮，**瘈脈**可透翳風，多在聽力減退時使用。

- **啞門**針向下頜方向刺入，深度掌握在同身二寸左右（本穴方位十分重要，稍一不慎，觸及延髓，立即致死無救）。

- **廉泉**直刺1.5～2寸後退至皮下，再向左右斜刺金津玉液。

- **翳明**為新穴，在乳突下緣，翳風後方約一寸處，針向對側眼窩1.5～2寸。

- 只啞不聾的患者，針刺的穴位只取**啞門**、**廉泉**、**金津玉液**、**合谷**、**通里**，或加配**天突**、**足三里**。

- 凡經過治療聽力提高到一定程度，即應配合語言訓練。

36-22 聾啞之針療—5：特別說明

- 各組穴位交替取用，每日針刺一組為一次，十次為一療程，休息三至七天，再進行下一療程。

- 一般療程，治癒以後還要鞏固一至二個療程。

- 針刺**耳部穴位**，一般以**深針久留**為宜。

- 經過治療，有了一定聽力後，可逐漸減輕刺激量。

- 對療效不佳的病例，應配合或改用其他的療法。

37

專病療法4

顏面神經麻痺之療法

37-1 顏面神經麻痺的應用穴位

- 第一次至第四次：

  雙側：陽白透魚腰、四白、巨髎、顴髎、地倉透頰車、夾承漿、迎香、合谷。

- 第五次以後：

  患側：四白、巨髎、顴髎、地倉透頰車、夾承漿、迎香、人中、雙陽陵泉、雙合谷。

資料來源：《頭面與婦科常見疾病之針灸驗穴》

37-2 顏面神經麻痺的手法運用和療程

手法運用：

● **健側用六陰之數瀉之，患側用九陽之數補之**（15分鐘捻轉一次，三次以後再留針10分鐘，即可起針）。

療程：

● 十次為一療程，休息三至五天，或隔天針灸亦可。

● 如患者不能每日針灸，當囑其用艾條，每天晚上**灸患側**（地倉、頰車、夾承漿，**面部地倉以上穴道不灸**）一小時；使血路保持順暢，避免再發病。

37-3 《金匱要略・中風歷節病脈證並治》

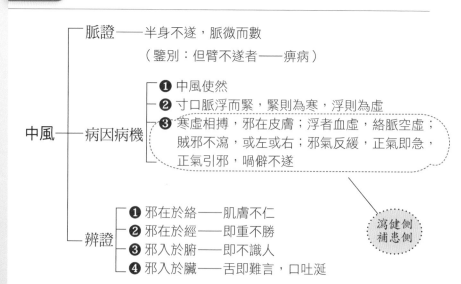

脈證——半身不遂，脈微而數
（鑑別：但臂不遂者——痹病）

中風——病因病機
❶ 中風使然
❷ 寸口脈浮而緊，緊則為寒，浮則為虛
❸ 寒虛相搏，邪在皮膚；浮者血虛，絡脈空虛；賊邪不瀉，或左或右；邪氣反緩，正氣即急，正氣引邪，喎僻不遂

瀉健側
補患側

辨證
❶ 邪在於絡——肌膚不仁
❷ 邪在於經——即重不勝
❸ 邪入於腑——即不識人
❹ 邪入於臟——舌即難言，口吐涎

37-4 顏面神經麻痺的穴位加減

- 風寒者（風池穴有壓痛感），先針**風池**（可加風府，禁深刺）疏散風寒，次針上穴。

- 患者天柱或腰部痠痛，加針**絕骨透三陰交**，年長者加溫灸粒灸之。

- 顳處近耳疼痛，**耳尖放血**，加**翳風、聽會**。

- 患者膝蓋疼痛，加**陽陵泉透陰陵泉**。

- 頭暈加**印堂**，肝火大加**行間**。

- 眼睛疲澀，針**三間透合谷**。

> 探討題：
> 患者天柱或腰部痠痛，為何加針絕骨透三陰交？

37-5 足三陽經筋分布圖

足陽明經筋　　　　足少陽經筋　　　　　足太陽經筋

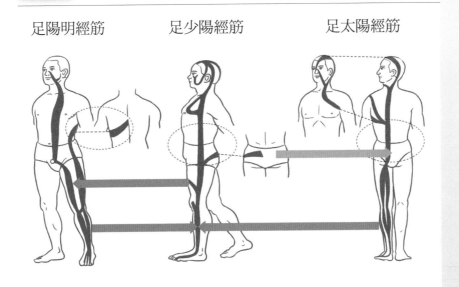

37-6 足三陽經筋的關係

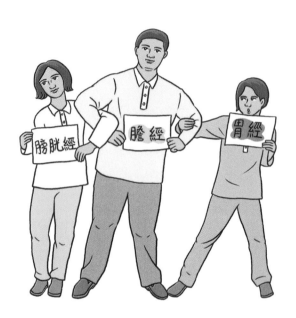

37-7 顏面神經麻痺療法的特別説明

- 地倉透頰車數次後，會發生面頰內側瘀血停滯，故進針困難，可將面頰外翻，內有瘀點，用放血針將瘀血放出即可；或地倉、頰車互透。

- 近痊癒時，患側麻痺感漸無，針感愈強。

頭部常見疾病
之針灸療法

38-1 頭部常見疾病之針灸療法—1

- 前額痛引雙目脹痛：耳尖放血、**太衝**、**丘墟**、**行間**、**陽輔**。

- 前額引內眥痛：攢竹放血、中脘、**太衝**、印堂。

- 前額引外眥痛：
  ❶ 太陽、耳尖放血、絲竹空、瞳子髎。
  ❷ 絲竹空透太陽穴、瞳子髎、**外關**。

- 前額引太陽穴痛：
  ❶ 太陽放血、風池、**外關**、**陽輔**、
  ❷ 陽白透魚腰、太陽透率谷、**外關**、**丘墟**、**陽輔**。

資料來源：《頭面與婦科常見疾病之針灸驗穴》

38-2 頭部常見疾病之針灸療法—2

- 前額眩暈：
  ❶ 中脘、解谿，胃火大加內庭。
  ❷ 關元、太衝。
  ❸ 建里、水道、陰陵泉。

- 前額疼痛：中脘、解谿，痛甚加內梁丘、外梁丘。

- 前額引印堂痛：印堂、攢竹透魚腰、合谷。

- 頭維痛：對側然谷。

資料來源：《頭面與婦科常見疾病之針灸驗穴》

38-3 額顳部經絡分布表

經脈	經別
❶ 足陽明－循髮際至額顱	
❷ 足太陽－上額	
❸ 足厥陰－上出額	
❹ 督脈、陽維、陽蹻－皆過額；上額；循額中	
經筋	**絡脈**
❶ 手少陽－上乘額	
❷ 手太陽－上額	督脈－上額
❸ 足少陽－上額角	
❹ 足太陽－過額顱	

38-4 胃經、肝經及手太陽經筋於額部循行

胃足陽明之脈……下循鼻外，入上齒中，還出挾口，環脣，下交承漿，卻循頤後下廉，出大迎，循頰車，上耳前，過客主人，循髮際，至**額顱**。

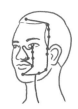

肝足厥陰之脈……循喉嚨之後，上入頏顙，連目系，上出**額**，與督脈會於巔。

手太陽之筋……其支者，上曲牙，循耳前，屬目外眥，上**額**，結於角。

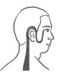

38-5 前額眩暈之針灸療法思路探討

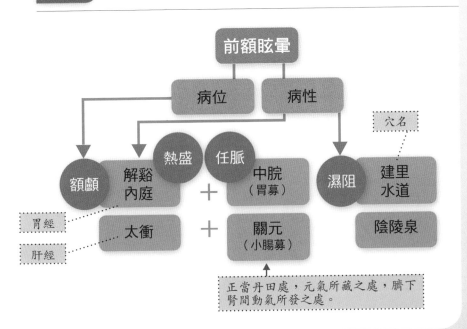

38-6 頭部常見疾病之針灸療法—3

- 頭維處之偏頭痛——**外關、然谷**。
- 太陽穴處之偏頭痛——**外關、陽輔**。
- 前天庭頭痛——中脘、解谿。
- 偏頭痛——絲竹空、率谷。
- 百會痛及壓頂感——**湧泉、後谿**。
- 頭上重痛——沿皮臥刺囟會、玉枕。
- 目眩、偏正頭痛——囟會、神庭。
- 頭風、嘔吐、眼花——上星、神庭。
- 面部神經麻痺——陽白、下關。
- 目上下骨邊痛——**攢竹、陷谷**。

> 探討題：
> 目上下骨邊痛，為何取攢竹、陷谷兩穴？

資料來源：《針灸簡易二穴應用法驗穴》

38-7 足陽明與足太陽之筋

足太陽膀胱之筋……

支者，為**目上綱**，下結於頄。

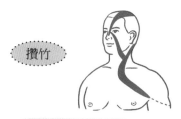
攢竹

目上下骨邊痛

足陽明胃之筋……

至缺盆而結，上頸，上挾口，合
於頄，下結於鼻，上合於太陽。
太陽為目上綱，陽明為目下綱。

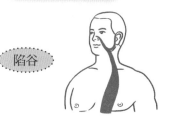
陷谷

- 眉骨痛——攢竹、魚腰。
- 四白骨痛、眉稜骨痠痛——**陷谷、陽白**。
- 項急、頭眩——風府、風池。
- 頭項強、牙痛——**承漿、風府**（淺刺）。
- 醒腦開竅——**內關、人中**。
- 面腫——**人中、復溜**。
- 腮腺炎——頰車、角孫。
- 面有蟲行感——**合谷、迎香**。
- 口中流涎——地倉穿刺（患側）、合谷。
- 上眼皮無力而重——**陷谷、陽陵泉**。
- 肝火頭暈——印堂、太衝。
- 腦貧血——**百會**（灸）、**手三里**（灸）。

資料來源：《針灸簡易二穴應用法驗穴》

39 專病療法6
婦科常見疾病
之針灸療法

39-1 婦科常見疾病之針灸療法—1

- **乳房脹痛：**
  ❶ 中脘、三陰交、內庭、上巨虛。
  ❷ 中脘、三陰交、陰陵泉。

- **乳頭疼痛：**
  ❶ 太衝、行間、三陰交。
  ❷ 梁丘、上巨虛、內庭。
  ❸ 太衝、丘墟、陰陵泉。

- **乳痛**——梁丘、內庭。

- **乳腺炎**——肩井、**上巨虛**。

- **乳房腫塊**——足三里（瀉）、梁丘。

- 乳房脹痛：
  ❶ 中脘、三陰交、內庭、上巨虛。 ……… 胃經
  ❷ 中脘、三陰交、陰陵泉。

任脈

穴名

- 乳頭疼痛：
  ❶ 太衝、行間、三陰交。

肝經

  ❷ 梁丘、上巨虛、內庭。 ……… 胃經

  ❸ 太衝、丘墟、陰陵泉。

肝膽經

- 乳痛──梁丘、內庭。

穴名「內」「丘」「虛」

- 乳腺炎──肩井、上巨虛。

- 乳房腫塊──足三里（瀉）、梁丘。

39-3 婦科常見疾病之針灸療法─2

- **右少腹痛：**
  ❶ 三陰交、地機。
  ❷ 三陰交、關元、次髎。
  ❸ 三陰交、關元、次髎、上髎。

- **左少腹痛：**
  ❶ 三陰交、中極、血海。
  ❷ 三陰交、中極、中封。
  ❸ 三陰交、中極、太衝。
  ❹ 三陰交、中極、足三里。
  ❺ 三陰交、中極、上髎、次髎、中髎。

- **雙少腹痛：**
  ❶ 關元、三陰交、內庭。
  ❷ 關元、三陰交、內關。

資料來源：《頭面與婦科常見疾病之針灸驗穴》

39 婦科常見疾病之針灸療法

39-4 思路探討

- 右少腹痛：
  - ❶ 三陰交、地機。
  - ❷ 三陰交、關元、次髎。
  - ❸ 三陰交、關元、次髎、上髎。
- 左少腹痛：
  - ❶ 三陰交、中極、血海。
  - ❷ 三陰交、中極、中封。
  - ❸ 三陰交、中極、太衝。
  - ❹ 三陰交、中極、足三里。
  - ❺ 三陰交、中極、上髎、次髎、中髎。
- 雙少腹痛：
  - ❶ 關元、三陰交、內庭。
  - ❷ 關元、三陰交、內關。

資料來源：《頭面與婦科常見疾病之針灸驗穴》

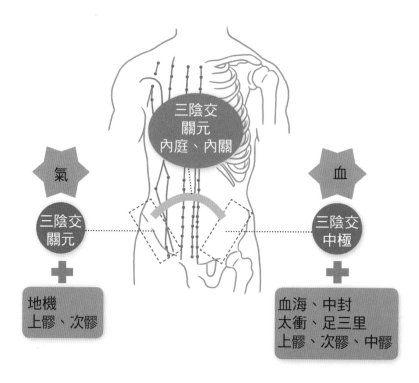

- 中極穴出自《素問·骨空論篇》。屬任脈，**為膀胱的「募」穴**，《針灸甲乙經》載本穴是**足三陰與任脈之會**。

- 別名：氣原穴；玉泉；膀胱募；氣魚。

- 《醫經理解》云：「中極在臍下四寸，橫骨下為下極，而此謂之中極，任脈居中，為三陰所會極也。」

- 《經穴解》言：「名中極者，中指任脈在腹之中也。極者，自承漿而下，此為極處也。又自下而上，曲骨猶在骨，此則初入腹之第一穴也，故名中極。」

- 《針灸大辭典》曰：「本穴位於臍下四寸，內應胞宮、精室，為人體尊貴之處。猶天體垂布之象，極高極尊；穴居人體自項至踵長度之折中處，故名中極。」

- 《素問·血氣形志篇》：「夫人之常數，**太陽常多血少氣**，少陽常少血多氣，陽明常多氣多血，少陰常少血多氣，厥陰常多血少氣，太陰常多氣少血，此天之常數。」

表	裡		血	氣
太陽	少陰	多血少氣	●	
少陽	厥陰	少血多氣		●
陽明	太陰	多氣多血	●	●
少陰	太陽	少血多氣		●
厥陰	少陽	多血少氣	●	
太陰	陽明	多氣少血		●

39-6 婦科常見疾病之針灸療法—3

- **血崩特效**——隱白、大敦（直接麥粒灸）。
- **催經**——三陰交、血海。⋯⋯⋯⋯⋯⋯ 穴名「陰」「血」「海」
- **月事常改**——地機、血海（先針後灸）。
- **痛經**——四滿（灸）、關元（灸）。
- **陰道癢，大陰唇癢**——陰谷、少府。 穴名「陰」「泉」
- **大陰唇炎**——陰陵泉、三陰交。

資料來源：《針灸簡易二穴應用法驗穴》

探討題：
陰道癢、大陰唇癢，為何取陰谷配少府？

39-7 腎足少陰之脈：循行

起於小指之下，邪走足心，出
於然谷之下，循內踝之後，別
入跟中，以上踹內，出膕內
廉，上股內後廉，貫脊，屬
腎，絡膀胱。

- 直者，從腎上貫**肝**、膈，入
  肺中，循喉嚨，挾舌本。

- 支者，從肺出，絡心，
  注胸中。

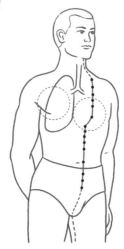
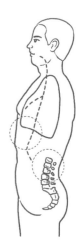

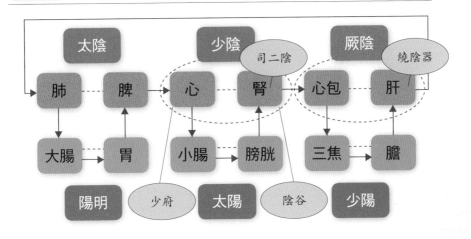

- 病機十九條：諸痛癢瘡皆屬於**心**。
- 陰谷取其穴名之意。

39-9 婦科常見疾病之針灸療法—4

- 經痛血塊難下——中極、三陰交。⋯⋯⋯穴名「陰」
- 婦人小腹痛難忍——次髎、三陰交。⋯⋯⋯
- 單小腿浮腫——水泉、三陰交。如加灸歸來治子宮下垂。
- 女性汗毛過長或子宮位置不正——陽池（灸）、中脘（灸）。（各灸五壯）
- 更年期之潮熱——清冷淵、四關。

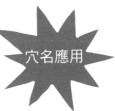

穴名應用

資料來源：《頭面與婦科常見疾病之針灸驗穴》

40

專病療法7
特效灸法驗穴

40-1 特效灸法驗穴—1

1 足三里：

● 常灸可使**元氣不衰，增強胃腸吸收能力**。（年需三十以上方可灸，否則反生疾病。）

● 預防中風，速灸本穴與**懸鐘**、**肩井**等穴。

2 關元：

● 於夏秋之交，每日灸之，可使不畏寒暑，累日不餓，房事日久不衰。

● 《扁鵲心書》記載，凡年過三十，頻頻灸之，**延年益壽**。

● 凡**夜尿症、臍腹畏冷**，灸之可解。

3 命門：

● 老人頻尿，配灸腎俞、關元頗效。

● 對**腎氣不足**、**精神衰弱**，有培元固本之效。

● 灸治**痔疾下血**者有效。

4 中脘：

● 古法五炷灸治療一切**胃病**及**哮喘**屢效。

● 胃的募穴，**胃腑一切疾病**，不論寒熱虛實俱效。

● 治**嘔逆**特效。

5 曲池：

● **中風偏癱**，配肩髃、支溝、環跳、陽陵泉、懸鐘灸之。

● **清熱祛風**、**涼血潤燥**，全身癬疥騷癢及皮膚中毒，灸二十一壯。

6 三陰交：

● 為肝、脾、腎三經之會，**補脾**之中，**兼補腎陽**，**養肝陰**，有氣血兩補之功。為一切**婦科主穴**。

● 灸之可**除頭皮屑**、**癮瘡**。

● **失眠**、**全身乏力**、**遺尿**有效。

心律不整

● 取穴：取左右手厥陰心包絡經**間使**、**郄門**二穴（一日灸間使，一日灸郄門）。

● 手術：每穴每日灸（直接灸或隔薑灸）五壯至七壯。十日為一療程，三五個療程無不癒者。

資料來源：《特效灸法驗穴精選輯》

41
綜合醫案

41-1 綜合醫案簡介

- 針灸特效醫案，共22醫案。（資料來源：《針灸斷病法則》）

- 擷取五醫案，以「病例介紹→診斷→治療→釋義→結論」方式介紹。

42 綜合醫案1
膝腫、腿麻
關節肥大、腿僵硬

42-1 症狀描述

張女士，教師，52歲

- 症狀：早年隨其夫轉戰大陸各地，來臺後即任教席，於四年前突感**胸腹部時或作痛**。經臺大檢查係肝膽炎，曾先後開刀兩次，經年餘休養痊癒。不久即覺時或腿麻僵硬，經檢查係因開刀影響所致，不久**關節腫大不能彎曲、立行困難**，再度入院開刀。醫治經年，休養無效，行時寸步移動，尚須持杖扶牆，痛苦異常，至本年八月已兩年有半，長期請假在家休養。

- 經友人陳先生介紹，診斷係風濕性關節炎，先後五次治療，霍然而癒。

- 除**行動時上肢仍有左右擺動**外，可謂健步如昔，愉快異常。經停針一週後，又作間日一次至九次，已完全康復。多年來只穿平底拖鞋，而今已著高跟鞋拜候親友，銷假上班，現每日上下樓梯方便自如。唯每一、二月仍求針灸一、二次以鞏固療效。

42-2 針灸治療—1

- 一診：針董穴－九里（倒馬針）、**合谷**、**曲池**、上下膝眼、鶴頂、陽陵、絕骨、腎關，均雙針，在腿部用繆刺法手術。

- 二診：針**合谷**、**曲池**、風市、陰市、伏兔、董穴下三皇、上下膝眼、鶴頂、陽陵、絕骨、八風、崑崙、承山、糾外翻、董穴正士、正筋。

- 三診：針董穴**靈骨**、**大白**、**液門**、**後谿**、**腕骨**、**支溝**、董穴九里（倒馬針）、通天、通山、通關、通胃、通腎、通背、上三黃、上膝眼、下膝眼、鶴頂、陽陵、絕骨、內庭、陷谷。

- 一診次日大便有黏液物，便出後，四肢舒暢，精神倍增，腿力與腳趾力增強，不須別人扶助，自能行走，實為三年來僅有之現象。

注：倒馬針是沿經絡或在一直線上，於固定穴位的上下各一寸，多加一針。

42-3 針灸治療—2

- 四診：針合谷、**曲池**、**手三里**、**腕骨**、**後谿**、**液門**、上下膝眼四穴、鶴頂、陽陵泉、承山、承扶、殷門、丘墟、陽輔、飛揚、解谿、三陰交。

注：在腿部用微針繆刺法手術。

- 五診：針三里、絕骨、陽陵、上下膝眼、復溜、鶴頂、風市、陰市。

- 六診：針以上重要各穴，輪流使用。

- 七診：同上。

- 八診：同上。

- 九診：同上。

42-4 醫案1之療效檢討

按張教師下肢所患之病三年有餘，請假在家療治亦二年有半，經治五次病癒百分之七十以上，起多年沉痾於一旦，依針灸經驗所得，可能有以下七種原因：

❶ 深針治療。

❷ 針感強，補瀉時有如後浪逐前浪，療效累積。

❸ 正奇穴同時使用。

❹ 針前施全身手術。

❺ 針穴多，變化大。

❻ 凡某穴對某病初診收效，經多次使用不再進步，必須更換有關他穴，方能再有進步，如是周而復始以達痊癒。

❼ 依八卦方位，個人大門為天醫，寫字間為天醫，灶為生氣，均為自然巧合。

43

綜合醫案2
小舌（懸壅垂）鬆弛

43-1 症狀描述與針灸治療

蒲先生，民前8年（西元1903年）生，江蘇省人

- **症狀**：主訴「在大陸時期因嗜菸酒、好色，有一次食後即感咽喉不適，致小舌下垂，痛苦異常，百治無效，別無他症，現已二十多年」。

- **治療**：針扶突、列缺、外關、照海、尺澤、復溜，均瀉；灸百會。

- **釋義**：

  ❶ 該病患面赤音洪，嗜菸酗酒，過食膏粱厚味，**陰精虧損**，致水不能制火，**蘊熱上蒸**，**虛火炎上**，而致咽痛肌無力，小舌下垂。

  ❷ **尺澤**清瀉肺火，**外關**可解邪熱，**復溜**有補腎滋水熄火作用，**照海**為治咽效穴，**列缺**手太陰之絡，主治咽疾，**扶突**主治咽疾，灸**百會**亦是治咽特效穴。

列缺任脈行肺系，陰蹻照海膈喉嚨。

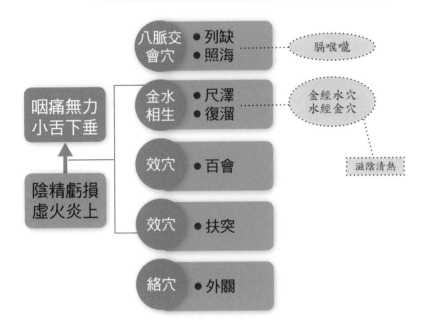

八脈交會穴
- 列缺
- 照海 ········· 膈喉嚨

咽痛無力
小舌下垂

金水相生
- 尺澤
- 復溜 ········· 金經水穴
水經金穴

陰精虧損
虛火炎上

效穴
- 百會

滋陰清熱

效穴
- 扶突

絡穴
- 外關

44

綜合醫案3
偏頭痛

44-1 症狀描述與針灸治療

王先生，26歲

● **症狀**：主訴「右率谷處日夜疼痛，連及面頰及牙床，約二年之久，遍求中醫西醫治療，有時稍止，無法根治。」

● **治療**：

❶ 初用：頭維、率谷、角孫、太陽等穴，毫無效果；改用外關、陽輔，只略微減輕，外關用燒山火，痛始止住，但數小時後又痛。

❷ 第二日：用列缺及耳針的枕、神門、面頰區等，也只能收一時之效，用遍各種手法，都未能徹底根治。幸好患者覺得痛苦減輕，信心大增，但我認為病根未除，責任未了。

❸ 脈搏較一般青年微弱，手足也較冷，這是**元氣不足**，改用**湧泉、關元、腎俞、足三里、針後灸關元、足三里**各五壯，病情大見改善。

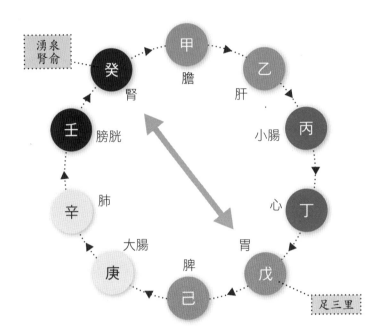

45

綜合醫案4
頭痛

45-1 症狀描述

潘先生，80歲

- **症狀**：主訴「先期患**頭頂痛**，繼則**後腦痛**約有年餘之久，曾經中西醫X保治療，又經針灸治療，效果甚緩，但已將痛處自頂部移至後腦風池附近，此後即無甚進展。復經過XX醫院針灸治療，效果反不如前，現不能深思，如有作業或計畫，患處即感不適或疼痛」。

針灸治療—1

- 初診：當日屬金，取穴**後谿**（雙）、**申脈**（雙）、**崑崙**（雙）。當日效果：部分止痛。

- 二診：當日屬金，取穴**後谿**（雙）、**申脈**（雙）、**崑崙**（雙）、**陽輔**（雙）。止痛效果稍增。

- 三診：當日屬火，因有高血壓徵象，取穴時加**行間**（雙）、**太衝**（雙）、**陽輔**（雙）、**後谿**（雙）、**申脈**（雙）。當日效果：患部稍舒暢，仍不能持久。

- 四診：當日屬木，脈象顯示右寸旺，「肺氣欠和」，金旺剋木，取穴：針**尺澤**（右）、**三間**（右）、**後谿**（雙）、**申脈**（雙）、**行間**（雙）。當日效果：甚舒暢。

針灸治療—2

- 五診：當日屬土，脈象顯示金土俱旺，病灶有移至膀胱經之趨勢，血壓160/86，取穴：針**尺澤**、**三間**、**內庭**、**曲池**、**太衝**，以上均雙穴。當日效果：甚舒暢，後部偏頭痛大減，僅後腦中部微痛。

- 六診：當日屬金，右寸又旺，取穴：針**尺澤**、**三間**、**行間**、**太衝**、**後谿**、**京骨**、**崑崙**，以上均雙穴。當日效果：針後患處均已不痛，僅項後稍有強直感。

- 七診：當日屬火，右關旺，取穴：取**內庭**（雙）、**商丘**（雙）、**陽輔**（右）、**京骨**（雙）、**天井**（右）。當日效果：強直感消失，病況至此已痊癒。

45-4 醫案4治療説明—1

釋義

- 據病者云：過去年餘中延醫治療，服中西藥，只能止痛並須繼續服用。針灸治療時，多取病灶附近下針，偶爾手足下針，效果不差，針後舒適，但不能持久，亟須再針。

- 「病者頗具判別針感之反應經驗」，建議照前法下針，以求速效。

- 當時允視病情需要斟酌處理，因手頭並無過去病歷紀錄可據，先採循經取穴法試之。

45-5 醫案4治療説明—2

治療方法

- 初診：先瀉**膀胱經**之**崑崙**穴後，只能部分止痛，可能病灶涉及**膽經**。

- 再診：加試瀉**膽經陽輔**，痛又稍減，對於循經取穴法信心大增。

- 三診：知其近日工作繁重，血壓有升高現象，又增瀉**肝經行間、太衝**以平肝陽。針後甚舒適，越日又發。

- 四診：切其脈，發現右寸左關旺，尤以寸部為然，頭部風池附近較平日更為不適。由此病脈相證，此病顯於膽經，因右寸屬金，金旺尅木，膽經屬陽木，又加病者肝陽常旺，有高血壓，僅瀉陽經大腸經恐力有未逮，故加瀉**肺經尺澤、大腸經三間**試之。是日針後，據其袁管家告之：「針後非常舒服，晚上睡得很好」云云。

- 五診：血壓稍高160/86，脈象除肺經太過外，又復土旺，是日又逢土日，痛向內移至膀胱經，顯為土尅水。由此可證是**病受每日五行不同而移位**，先試**瀉胃經內庭**，再補**曲池以生水**，針後風池至天柱間痛大減，僅天柱旁有少許痛而已。

- 六診：脈又現金旺，穴同四診，另加**京骨、崑崙**。針後患處均已不痛，僅後仰有強直感。

- 七診：右關又旺，又遇火日，先瀉**土經內庭**。針後病灶及後頭中間痛全部消失，再加**天井**後，強直之感亦消。

45-7 醫案4治療之思路探討

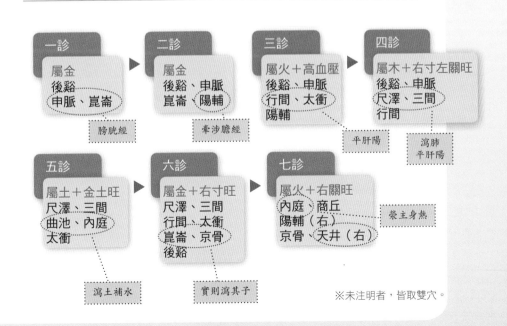

一診
屬金
後谿、申脈、崑崙

二診
屬金
後谿、申脈
崑崙、陽輔

三診
屬火＋高血壓
後谿、申脈
行間、太衝
陽輔

四診
屬木＋右寸左關旺
後谿、申脈
尺澤、三間
行間

膀胱經

牽涉膽經

平肝陽

瀉肺
平肝陽

五診
屬土＋金土旺
尺澤、三間
曲池、內庭
太衝

六診
屬金＋右寸旺
尺澤、三間
行間、太衝
崑崙、京骨
後谿

七診
屬火＋右關旺
內庭、商丘
陽輔（右）
京骨、天井（右）

滎主身熱

瀉土補水

實則瀉其子

※未注明者，皆取雙穴。

45-8 醫案4治療之結論—1

- 針灸治療如綜合**病家自身病變**、**脈象**及**天候五行**，推理處方下針，可增療效。

- 本病例之治療，除以**病象自身經絡病變**為主要依據對象外，而其**外來影響之因素**頗不可忽視。先後七脈，脈象右寸常旺（詳後），再加環境影響，如**天候每日不同之五行**等因素，如**遇金日則彼頭更痛**，如**遇土日則病灶移至膀胱經**。若以一般部分下針或循經取穴，自必力有未逮矣，能更遵循**先哲經典及五行推理**，加採脈理及**環境影響**之穴位，當可增進治療效果。

45-9 醫案4治療之結論—2

- 找出致病之因而解除之，則病痛自然消失。

- 該病家體魄素健，生活規律，又熱心公益，雖年近耄耋，而治事一如少壯，舉凡會議折衝權衡演講等，席不暇暖。

- 親友部屬以其德高望重，常餽敬參茸之禮，居恆**以參當茶**，日耗約一至二錢，按《本草》載：「人參入脾肺二經，通行十二經，為補益肺中元氣，大補元陽之品，凡虛而不足之體可用，而氣壯神強者大忌……」，又按中醫治理，其不足者補之，過者則瀉之，陽陰五行氣血調和，百病消失。

45-10 醫案4治療之結論—3

- 今彼不似「虛而不足」之體，宗氣有餘，再經年常服人參，大補肺氣，已違中庸之道，所患頭痛之因，當以此為主。

- 余曾建議暫時停服人參，以觀其右寸是否再旺，惜未先停。

- 七診後始從某名醫之勸禁服人參，右寸過旺現象果然消失，頭痛之症旋即解除。

46

綜合醫案5

腰痛、頜痛、不思食

46-1 症狀描述

黃先生，臺北市人，輔仁大學學生

● **症狀：** 二年前跌傷腰部未治，時感疼痛，一週前左下頜部疼痛，經醫院診斷為內部發炎，給予紅黴素消炎。服食一星期之久，痛仍未止，飲食時嘴不能張大，因服抗生素太多，以致胃部不適，不思飲食，復因腰痛夜間輾轉，亦難以入睡。

46-2 針灸治療

- 初診：9月30日，取穴：左**合谷**、左**下關**、雙**委中**、雙**膈俞**、雙**三里**、雙**三陰交**。

  針後效果：出針後，其左下頜部已不痛，嘴亦張大許多，當晚胃口很好，因腰痛大減，睡眠亦好。

- 二診：10月2日，取穴同前，留針30分鐘，運針三次。

  針後效果：其下頜部疼痛全無，嘴亦能張大，飲食睡眠均好。

- 三診：10月5日，取穴：雙**委中**、雙**膈俞**、雙**三里**、雙**三陰交**，留針30分鐘，運針三次。

  針後效果：腰已無痛，胃口睡眠均好。

- 四診：10月7日，為加強效果，取穴同上，病已完全痊癒。

46-3 醫案5之治療思路

- **合谷**為手陽明之原，用以疏通陽明經氣；**下關**為足陽明、足少陽之會，且正當面神經顴眶支與耳顳神經分支，深部復為下頜神經，又是患部局部要穴。以上二穴治療下頜痛最為恰當，判為實症，用瀉法。

- **委中**為合穴，**膈俞**為血會，其腰痛正當膀胱經，以此二穴疏散經絡之凝，功效甚偉。

- **三里**是胃經本穴，《靈樞經》云：「食飲不下，取之三里也」，又說「胃不和則臥不安」，故下三里以和胃補中，**三陰交**既為三陰經之會，又為脾經要穴，與三里有健胃扶脾之功能。

Part **6** 周左宇老師的臨床貢獻

47

周左宇老師的
臨床醫療特色

47-1 周左宇老師針法特色：內科針法

- 內科針法：結合臟腑辨證及經絡辨證。

- 內科針法強調「**辨證論治**」，非阿是穴或經驗穴的套穴應用。

- 「辨證論治」可應萬變。

- 內科針法隨醫師個人經驗累積及能力提升而水漲船高。

- 內科功力提升→針灸功力提升→內科提升→針灸提升⋯

47-2 周左宇老師針法特色：精簡療法

- 精簡療法：快針療法，二穴取穴法→取穴少，針數少，療效簡捷明快。

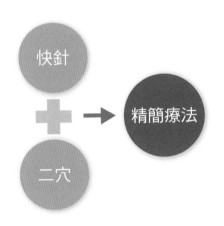

47-3 周左宇老師針法特色：複合療法

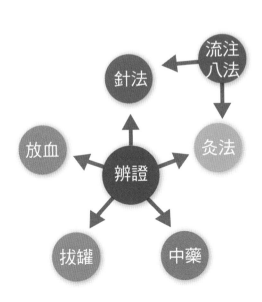

47-4 周左宇老師針法特色：補瀉法

● 普遍應用各種補瀉法，例如：

❶ 呼吸補瀉法
❷ 迎隨補瀉法
❸ 徐疾補瀉法
❹ 開闔補瀉法
❺ 提插補瀉法
❻ 捻轉補瀉法

● 重視：配穴補瀉及灸法補瀉。

48 周左宇老師的中醫研究及貢獻

48-1 開啟中醫研究及臨床之門

- 周師為臨床醫家，傳承前賢經驗，並累積臨床觀察經驗。

- 周師所記錄及傳承之內容樸素可靠，可以深入理解並驗證中醫內科及針灸之秘。

48-2 一部針灸活歷史

- 周師為國寶級中醫，傳承前賢經驗精華。

- 臨床驗證→累積經驗。

- 所傳者為「通用法則」，非單一之經驗穴或手法，一如《傷寒雜病論》所傳之法。

- 雖歷經民初、抗戰、國共戰爭，傳承推動針灸的心，自始至終貫徹不變。

48-3 周左宇老師生活哲學

人逢老年掌朝下

一天到晚笑哈哈

兒孫之事不需問

心平氣和度年華

附錄

經絡通經概念──
五門十變法及臟腑通治法（理論篇）

沈邑穎、陳藝文

原載於：中醫藥研究論叢 Vol.11 No.2,2008/09,pp.22-36

摘要：

本文主要介紹兩種經絡通經概念：「五門十變法」及「臟腑通治法」的理論及應用法則。此兩種通經概念皆來自於《內經》，是一種「對位法」組合，兩經因為相對應，經氣因此相通，可兩經合用或單用一經以治療疾病。歷代醫家都使用過此法，惟其機理未經明確探討。

「五門十變法」及「臟腑通治法」其範疇已跨越現有表裡經概念，加強非手足同名、非表裡經之間的聯繫，補充中醫學的理論，闡釋中醫診療思路之經絡基礎，擴大應用思路，提升臨床治療水準及療效，尤其面對多經絡、多臟腑疾患時，透過通經關係，提綱契領，可取一經治療多經或多臟疾患。

前言：

經絡是中醫學的基礎，傳統經絡概念有四大系統：正經、經別、別絡及經筋。在正經當中，手足十二經共有六組表裡經關係，但是在某些歷代中醫理論、針灸典籍及經驗用穴等，存在著許多無法解釋的內容，包括許多經絡病候，單純以十二經絡系統難以解釋，如肺經病候中的「肩背痛」，至元明時代的「頭項尋列缺」，歷代醫家應用上尚稱有效，但知其然而不知其所以然；現代部分醫家則推翻此說，或是認為另有經絡相通，然具體內容為何，無人能說。

本文介紹兩種通經法：「五門十變法」及「臟腑通治法」。此二法皆淵源於《內經》，《內經》雖未詳述臨床應用，但在許多古籍中都可見到此二法的應用。

「五門十變法」及「臟腑通治法」超越現有表裡經範疇，加強非手足同名、非表裡經之間的聯繫，補充中醫學理論及診療思路之經絡基礎，有助於深入瞭解中醫理論，掌握古代醫家的應用思路，提升臨床診療水準。

壹、經絡通經法

一、五門十變法

（一）理論淵源：

「五門十變法」源自於《內經》。《素問・天元紀大論篇》曰：「甲己之歲，

土運統之。乙庚之歲，金運統之。丙辛之歲，水運統之。丁壬之歲，木運統之。戊癸之歲，火運統之。」另外，《素問‧五運行大論篇》亦曰：「土主甲己，金主乙庚，水主丙辛，木主丁壬，火主戊癸。」《內經》所論述的概念歷代以來很少配合穴位運用在中醫臨床，反而比較流行於算命命理學。

五門十變法主要採用「對位法」，「五門」是指十個天干隔五相合，即甲與己合，乙與庚合，丙與辛合，丁與壬合，戊與癸合；「十變」是指十個天干兩兩相合後的變化，即甲己合化土，乙庚合化金，丙辛合化水，丁壬合化木，戊癸合化火。此概念於「河圖」有明確說明。

周左宇老師於著作《扁鵲針灸治療法則》中，首度提出「五門十變治療法」一詞及配穴法則，也感嘆此法未公開傳於世：「五門是：甲己合化土、乙庚合化金、丙辛合化水、丁壬合化木、戊癸合化火。上述五種合化法早見於內經，是極有效的治療法，歷代針灸書籍均可看到，但配合穴道的運用很少人願意透露，特為詳細說明。」

由五門合化的配穴，可以得到十種不同的組合，所以叫做五門十變，配穴的法則，是以本穴合化，也可以數學公式代表。如甲己合而化土，就是甲（膽經）本穴臨泣加己（脾經）本穴太白等於土；也就是膽經的臨泣穴，加脾經的太白穴，合起來二針就變成了土。

數學式：甲膽本穴＋己脾本穴➡土。

用在治療補瀉時，僅針二經之本穴，就會產生合化治療的效果。 ❶據周師表示，五門十變治療法傳自楊天霖老師。

（二）臟腑相合

五門十變法在中醫上的運用，首先以天干配十個臟腑，再以對位法將兩個臟腑配為一組，陰陽相合，剛柔相配。如表1。

表1　五門十變法臟腑相合表

天干	甲	乙	丙	丁	戊
經絡	膽	肝	小腸	心	胃
	脾	大腸	肺	膀胱	腎
天干	己	庚	辛	壬	癸
合化	土	金	水	木	火

甲膽（第一個天干）與己脾（第六個天干）合化土；乙肝（第二個天干）與庚大腸（第七個天干）合化金；丙小腸（第三個天干）與辛肺（第八個天干）合化水；丁心（第四個天干）與壬膀胱（第九個天干）合化木；戊胃（第五個天干）與癸腎（第十個天干）合化火。

因此，膽（甲）與脾（己）為相應的臟腑，透過五門十變法，二者經氣相通。相同的，肝（乙）與大腸（庚）相通，在臨床上應用極多。小腸（丙）與肺

（辛）相通，可用來處理水的疾病；心（丁）與膀胱（壬）經氣相通，可以治療木病；胃（戊）與腎（癸）相通，二者均主津液，可以治療火證。

雖然古人未明確說明將五門十變法用於中醫，但事實上《傷寒論》、《金匱要略》等典籍中都有應用的案例。此部分內容將在《經絡通經概念－五門十變法及臟腑通治法－應用篇》中探討。

（三）配穴法則：

五門十變配穴法乃取該經絡的本穴，即木經取木穴，火經取火穴，土經取土穴，金經取金穴，水經取水穴。

舉例而言，若見病人精神過度緊張，腹部腹滿、納差、善嘔等症狀，辨證為木剋土，甲己合化土，膽屬木，脾屬土，可取膽經的本穴（木穴）－足臨泣穴配合脾經的本穴（土穴)－太白穴疏木扶土以治療脾胃病。如表2。

表2　五門十變配穴法應用表

五門十變	臟腑	配穴	臟腑	配穴	影響功能
甲己合化土	甲－膽	臨泣	己－脾	太白	合化脾、胃
乙庚合化金	乙－肝	大敦*（行間）	庚－大腸	商陽*（二間)	合化肺、大腸
丙辛合化水	丙－小腸	陽谷	辛－肺	經渠	合化腎、膀胱
丁壬合化木	丁－心	少府	壬－胱	通谷	合化肝、膽
戊癸合化火	戊－胃	三里	癸－腎	陰谷	合化心、小腸

*依據《難經》「瀉井當瀉滎，補井當補合」原則。

（四）應用原則

周左宇老師提出兩項應用原則：「化合治療法」及「互合治療法」。楊維傑氏再提出「本經自合治療法」。

1. 化合治療法❷：兩穴合用，取相通經的兩條經絡之本穴同時使用，如表3。

表3　化合治療法

經絡	五行	證候	治則	五門十變法	治療經絡及穴位 （本穴）	
肝經	木	實證	以火瀉之	戊癸合化火	胃經－足三里	腎經－陰谷
膽經		虛證	以水補之	丙辛合化水	小腸經－陽谷	肺經－經渠
心經	火	實證	以土瀉之	甲己合化土	膽經－臨泣	脾經－太白
小腸經		虛證	以木補之	丁壬合化木	心經－少府	膀胱經－通谷
脾經	土	實證	以金瀉之	乙庚合化金	肝經－大敦*－行間	大腸經－商陽*－二間
胃經		虛證	以火補之	戊癸合化火	胃經－足三里	腎經－陰谷
肺經	金	實證	以水瀉之	丙辛合化水	小腸經－陽谷	肺經－經渠
大腸經		虛證	以土補之	甲己合化土	膽經－臨泣	脾經－太白

腎經	水	實證	以木瀉之	丁壬合化木	心經－少府	膀胱經－通谷
膀胱經		虛證	以金補之	乙庚合化金	肝經－大敦*－曲泉	大腸經－商陽*－曲池

＊依據《難經》「瀉井當瀉滎，補井當補合」原則。

　　舉例說明，若為心與小腸的實證，「實者瀉其子」，火實當瀉土，應用「甲己合化土」，可選用膽經本穴（木穴）──足臨泣穴和脾經本穴（土穴）──太白穴治療。若為心與小腸之虛證，「虛則補其母」，火虛則補木，應用「丁壬合化木」，選用心經本穴（火穴）──少府穴和膀胱經本穴（水穴）──通谷穴治療。

　　井穴的補瀉，須依據《難經》：「瀉井當瀉滎，補井當補合」原則。

　　楊維傑氏認為：「化合治療法，也有僅以經絡配合為主，而不拘泥於穴道，亦不拘泥於所治病症。」❸ 他並舉例：「就甲己而言，如玉龍賦所說：『陰陵、陽陵，除腫之堆熱，商丘、丘墟，腳痛堪追』（陰陵與商丘皆屬脾經，為己土；陽陵與丘墟均屬膽經，為甲木）」。❸

2. 取一經來治療另一經的疾病，互合治療法❹：只取單穴。取用相通經絡之本穴一穴，「互合」即相互治療、扶持之意。如表4。

表4　互合治療法

五門十變法	病變經絡	治療經絡	取　穴
甲己合化土	膽經－甲	脾經－己	太白
乙庚合化金	肝經－乙	大腸經－庚	商陽*－二間
丙辛合化水	小腸經－丙	肺經－辛	經渠
丁壬合化木	心經－丁	膀胱經－壬	通谷
戊癸合化火	胃經－戊	腎經－癸	陰谷
甲己合化土	脾經－己	膽經－甲	臨泣
乙庚合化金	大腸經－庚	肝經－乙	大敦*－行間
丙辛合化水	肺經－辛	小腸經－丙	陽谷
丁壬合化木	膀胱經－壬	心經－丁	少府
戊癸合化火	腎經－癸	胃經－戊	足三里

＊依據《難經》「瀉井當瀉滎，補井當補合」原則。

　　舉例說明，若病變在心，依據「丁壬合化木」，可取與心經相通的膀胱經的本穴（水穴）－通谷穴治療。反之，若病變在膀胱，則可取心經的本穴（火穴）－少府穴治療。表5將化合法與互合法兩個方法並列，以利參考。

表5　五門十變法化合及互合治療法總表

互合法	所病經絡	化合法			
		實　證（瀉)		虛　證（補)	
商陽*－二間	肝　經	足三里	陰　谷	陽　谷	經渠
太白	膽　經				
通谷	心　經	臨　泣	太　白	少　府	通谷
經渠	小腸經				
臨泣	脾　經	大敦*－行間	商陽*－二間	足三里	陰谷
陰谷	胃　經				

陽谷	肺 經	陽 谷	經 渠	臨 泣	太 白
大敦*－行間	大腸經				
足三里	腎 經	少 府	通 谷	大敦*－曲泉	商陽*－曲池
少府	膀經胱				

＊依據《難經》「瀉井當瀉滎，補井當補合」原則。

　　周老師認為，五門十變配穴法在治療四肢疾病時有顯著的效果。他個人經驗，曾於肩背痛取小腸經穴無效後，應用肺經與小腸經相通原理，取用同側的經渠穴治療而見效。

3. 本經自合治療法：取自經及表裡經之五行輸穴治療。楊維傑氏根據《難經·六十四難》所述：「陰井木，陽井金；陰滎火，陽滎水；陰俞土，陽俞木；陰經金，陽經火；陰合水，陽合土。」認爲：「凡任何陰經的井穴都屬於乙木，滎穴都屬於丁火，俞穴都屬於己土，經穴都屬於辛金，合穴都屬於癸水。凡任何陽經的井穴都屬於庚金，滎穴都屬於壬水，俞穴都屬於甲木，經穴都屬於丙火，合穴都屬於戊土。」❺ 將此 概念配合天干整理如表6。

表6　五輸穴之五行與天干屬性表

五輸穴		井	滎	俞	經	合
陰經	五行	木	火	土	金	水
	天干	乙	丁	己	辛	癸
陽經	五行	金	水	木	火	土
	天干	庚	壬	甲	丙	戊

　　臨床應用時，楊氏舉例「取陰井為乙，陽井為庚之道理，即可治療金經（肺大腸）之病。」❻ 但是因為所有陰經及陽經皆有井穴，建議取直接有關係的經絡為主。如欲治療金經疾病，可直接取金經－肺經及大腸經的井穴—少商穴及商陽穴治療。其餘他經同理可推，內容如表7。

表7 本經自合治療法

五門十變法	俞穴特性		經絡	配穴	治證
	五輸穴	五行			
甲己合化土	陰經－俞穴	土	脾經	太白穴	脾、胃疾患
	陽經－俞穴	木	胃經	陷谷穴	
乙庚合化金	陰經－井穴	木	肺經	少商穴	肺、大腸疾患
	陽經－井穴	金	大腸經	商陽穴	
丙辛合化水	陰經－經穴	金	腎經	復溜穴	腎、膀胱疾患
	陽經－經穴	火	膀胱經	崑崙穴	
丁壬合化木	陰經－滎穴	火	肝經	行間穴	肝、膽疾患
	陽經－滎穴	水	膽經	俠溪穴	

戊癸合化火	陰經－合穴	水	心經	少海穴	心、小腸疾患
	陽經－合穴	土	小腸經	小海穴	

楊氏認為：「這種配穴法的臨床效果也很好，應用也很多，只是許多人行之而不知其理而已。」❼

二、臟腑通治法

（一）理論淵源：

「臟腑通治」法又名「五臟別通」，大陸稱為「五臟互通」。

「臟腑通治法」理論與「五門十變法」一樣，也源自於《內經》。《素問·陰陽離合論篇》曰：「是故三陽之離合也，太陽為開，陽明為闔，少陽為樞。」「是故三陰之離合也，太陰為開，厥陰為闔，少陰為樞。」

楊維傑氏在《針灸經緯》中提到：「臟腑通治，原載於內經，其療法履經實驗，甚具宏效，尤其在針灸方面，更有立竿見影之功，據《內經》所載：『心與膽通，心病怔忡，宜溫膽為主，膽病戰慄癲狂，宜補心為主……』」❽ 此項論述恐為誤植。《內經》只提到三陰三陽之離合，並未提到此項內容。楊氏書中所列舉之內容其實出自明代李梴的《醫學入門》。《醫學入門·臟腑相通篇》首度將本法與臟腑結合，並提出相關治則：「《五臟穿鑿論》曰：心與膽相通（心病怔忡，宜溫膽為主；膽病戰慄癲狂，宜補心為主），肝與大腸相通（肝病宜疏通大腸，大腸病宜平肝經為主），脾與小腸相通（脾病宜瀉小腸火，小腸病宜潤脾土為主），肺與膀胱相通（肺病宜清利膀胱水，後用分利清濁；膀胱病宜清肺氣為主，兼用吐法），腎與三焦相通（腎病宜調和三焦，三焦病宜補腎為主），腎與命門相通（津液胃虛，宜大補右腎），此合一之妙也。」此部分內容整理如表8。

表8　臟腑通治法

臟腑通治法	臨床應用	
心與膽通	心病怔忡－宜溫膽	膽病戰慄癲狂－宜補心
肝與大腸通	肝病－宜疏通大腸	大腸病－宜平肝經
脾與小腸通	脾病－宜瀉小腸火	小腸病－宜潤脾土
肺與膀胱通	肺病－宜清利膀胱水後用分利清濁	膀胱病－宜清肺氣兼用吐法
腎與三焦通	腎病－宜調和三焦	三焦病－宜補腎
腎與命門通	津液胃虛－宜大補右腎	

（二）臟腑相合：

「臟腑通治法」原理如表9，也是「對位」概念的應用。屬性為「開」的經絡相對，即太陽配太陰；屬性為「樞」的經絡相對，即少陽配少陰；屬性為

「闔」的經絡相對，即陽明配厥陰，然後再以手足經相配。

表9 臟腑通治法原理

	開－太陽及太陰		樞－少陽及少陰		闔－陽明及厥陰	
	足經	手經	足經	手經	足經	手經
陽經	膀胱	小腸	膽	三焦	胃	大腸
陰經	脾	肺	腎	心	肝	心包
手足經合化	膀胱－肺	小腸－脾	膽－心	三焦－腎	胃－心包	大腸－肝

因此，足太陽膀胱經配手太陰肺經，手太陽小腸經配足太陰脾經，依此類推，共有六對組合，即膀胱－肺、小腸－脾、膽－心、三焦－腎、胃－心包以及大腸－肝。

（三）配穴法則：

楊維傑氏認為：「治療時便可採通經之絡穴應用，例如心經病可取膽經光明，大腸經病可取肝經蠡溝」❾，依據此項原則製成表10。

表10 臟腑通治法配穴表

配穴	相通經絡		配穴
蠡溝	肝經	大腸經	偏歷
通里	心經	膽經	光明
公孫	脾經	小腸經	支正
列缺	肺經	膀胱經	飛揚
大鐘	腎經	三焦經	外關

（四）應用原則：

楊維傑氏建議臨床應用時，可採用「巨刺法則，左病刺右，右病刺左，特別是治療痛證時，效果更是顯著。」❿

貳、通經關係的特色：

一、跨越現有表裡經的範疇：加強非手足同名、非表裡經之間的聯繫，擴大應用思路及療效。

二、闡釋中醫診療思路及補充中醫理論的經絡基礎：如脾經與膽、小腸經相合協助水穀運化功能。肺經與小腸、膀胱經相合可通調水液。腎經與胃、三焦相合能調節津液及精粕的生成與代謝。心經與膀胱、膽經相合主安定心神。肝經與大腸經相合主氣機的疏泄。

三、提升臨床治療水準：尤其面對多經絡、多臟腑疾患時，透過通經關係，提綱契領，可取一經治療多經或多臟腑疾患，使治療思路更為簡要，治療方法更有效率，療效得以提升。

參、通經關係臨床運用思考

將十二經絡的表裡經及通經關係列表如表11。

表11 十二經表裡經及通經關係表

經絡	太陽 足 膀胱	太陽 手 小腸	陽明 足 胃	陽明 手 大腸	少陽 足 膽	少陽 手 三焦	太陰 足 脾	太陰 手 肺	少陰 足 腎	少陰 手 心	厥陰 足 肝	厥陰 手 心包
表裡經	腎	心	脾	肺	肝	心包	胃	大腸	膀胱	小腸	膽	三焦
五門十變	心	肺	腎	肝	脾	—	膽	小腸	胃	膀胱	大腸	—
臟腑通治	肺	脾	心包	肝	心	腎	小腸	膀胱	三焦	膽	大腸	胃

一、結合中醫傳統理論及臨床應用：

試以肺經為例，圖1為肺經與其他經絡關係圖。

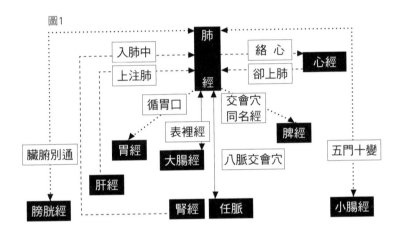

圖1

《素問·經脈別論篇》云：「飲入於胃，遊溢精氣，上輸於脾。脾氣散精，上歸於肺，通調水道，下輸膀胱。」在肺經病候中「氣盛有餘，則小便數而欠。氣虛，則溺色變。」可見肺經有調節津液輸布的功能。

肺經的表裡經及通經關係如下：

1. 表裡經為大腸經，大腸經主津之所生病；
2. 五門十變法中「丙辛合化水」，與小腸經通，小腸經主液之所生病；
3. 臟腑通治法中「肺與膀胱相通」，與膀胱經通，膀胱為州都之官，津液藏焉，氣化則能出矣，與水液代謝有關。

若僅以傳統的表裡經觀念，肺經合其表裡經大腸經，兩經實不足以說明肺「通調水道，下輸膀胱」及治療「小便數而欠」「溺色變」的機理。

但若透過通經關係，納入手足太陽經－小腸經與膀胱經，小腸經合大腸經主

「津與液」之所生病；膀胱經合肺經主「通調水道」，肺經透過與大小腸經、膀胱經三經的關係，成為水之上源，調節津液及水道，下輸於膀胱。也說明了《靈樞・經脈篇》肺經絡穴列缺穴其病「虛，則欠呿，小便遺數」之理。通經關係結合了中醫傳統理論及臨床應用。

二、結合藥物及針灸思路

試以麻黃為例。麻黃的性味及歸經：辛、微苦，溫。入肺、膀胱經。功效為發汗解表，宣肺平喘，利水。圖2為麻黃的歸經圖。

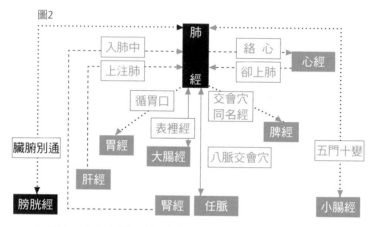

（黑底白字為麻黃所入經絡，灰色線條或字塊為肺經之通經關係，但與麻黃無關。）

麻黃主肺與膀胱兩經之病，入肺經，故可發汗、平喘；入膀胱經，故可利尿。肺經與膀胱經在傳統經絡理論中並無關聯，是為各自獨立的經絡，若欲以針灸治療，需取兩經之穴位分別治之。但若透過臟腑通治法中「肺與膀胱相通」—肺病宜清利膀胱水，後用分利清濁；膀胱病宜清肺氣為主，兼用吐法，則可取肺經治膀胱經病，如小便異常；或取膀胱經治肺經病，如無汗、氣喘。另一方面，因肺經本身即可治療無汗、氣喘之疾，加上與膀胱經經氣相通關係，也可治療小便異常之患，取用肺經即可治療麻黃所主之證。反之，因膀胱經本身即可治小便異常之證，加上與肺經經氣相通，也可治療無汗、氣喘之證，取用膀胱經也可治療麻黃所主之證。麻黃入肺經及膀胱經，明確說明了其具有發汗、平喘及利尿的功能。

通經關係結合了藥物特色（含歸經和主治等）及針灸思路，讓二者之間的治療思路可以互相轉換，也拓展了臨床應用範疇。

肆、結論

　　「五門十變法」及「臟腑通治法」自古較少為人探討，直至近代的周左宇老師及楊維傑先生，才讓沉寂已久的通經法重新呈現。身為中醫師，在面對古籍中部份難解的內容，以及現代複雜的病情，在既有的陰陽、氣血、藏象學說、表裡經等觀念下，配合運用通經關係，當更能掌握疾病的病理病機，從中提綱契領，撥亂反正，一舉得效。

參考文獻：
❶ 周左宇：扁鵲針灸治療法則，作者自印，台北1997：13-14。
❷ 周左宇：扁鵲針灸治療法則，作者自印，台北1997：14-15。
❸ 楊維傑：針灸五輸穴應用，樂群文化事業公司，台北1993：64。
❹ 周左宇：扁鵲針灸治療法則，作者自印，台北1997：15-16。
❺ 楊維傑：針灸五輸穴應用，樂群文化事業公司，台北1993：66。
❻ 楊維傑：針灸五輸穴應用，樂群文化事業公司，台北1993：66。
❼ 楊維傑：針灸五輸穴應用，樂群文化事業公司，台北1993：66。
❽ 楊維傑：針灸經緯，志遠書局，台北1998：222。
❾ 楊維傑：針灸經穴學，志遠書局，台北2000：418。
❿ 楊維傑：針灸經緯，志遠書局，台北1998：155。

三天三骨症
之介紹與臨床治療

沈邑穎

原載於：中醫藥研究論叢 Vol.7 No.1, 2004/03, pp.119-133

摘要：

　　「三天三骨症」（即現代的「肩胛肋骨綜合症」），是台灣地區常見的筋骨痠痛症之一。針灸界老前輩周左宇先生以一組穴位「天應穴、天髎穴、天柱穴、腕骨穴、絕骨穴、束骨穴」為主穴治療此症，效果顯著，故以該組穴名稱呼此症，然其應用及配穴理論鮮為人知，殊為可惜。

　　本文將從中西醫的角度說明該症的病因病機、所病經絡及肌肉群，然後以傳統及現代中醫經絡經穴學說、生物全息律、古今治療經驗等來探討「三天三骨症」的配穴原理，並附上作者臨證心得，印證療效。如此，一以彰顯中醫針灸之能，並希能將此配穴推廣，以作為中醫界先進臨證時之參考。

「三天三骨症」之介紹與臨床治療

一、前言：

　　「三天三骨症」即是現代所謂的「肩胛肋骨綜合症」。此名詞係由針灸界老前輩周左宇先生（也是筆者的恩師）首創。周師以一組穴位加減治療此症，效果顯著，故以該組穴名稱之。

　　周師原籍河北，早年師從大陸名針灸家承澹盦先生，後隨國民政府來台，復拜於孫培榮先生門下精進針灸。周師在台灣居住50餘年，以少將官階退役後，曾創辦台北針灸義診中心，每日病患上百人，累積豐富臨床經驗，並培育諸多針灸人才。周師發現台灣地區有三大常見經絡疾患，即肩胛肋骨綜合症（三天三骨症）、肩凝症（漏肩風）及坐骨神經痛（腰腿痛）。周師因此總結其病因病機及針灸治療法，期能解民眾疼痛之苦。筆者臨床應用之，療效明顯，幸蒙周師授權，特以此文推介與中醫同道參考。

二、三天三骨症之中醫病因病機

　　周師認為本症與肩凝症及坐骨神經痛三症皆屬於中醫痹證。可因外傷、內臟疾患、勞損及風寒暑濕侵襲經絡，氣血痹阻而致筋脈凝滯、骨肉疼痛。❶

　　伊智雄氏在其所編著的《實用中醫脊柱病學》❷ 中，以本症的主要症狀，將

其命名為「肩胛骨脊椎間疼痛」，亦屬痺證範疇，也可稱為「脊背痛」、「脊痛」。伊氏認為本病的病因病機有三：一為外力勞損，氣滯血瘀；二為肝腎不足，氣血虧虛；三為風寒濕邪侵襲。書中並引用《諸病源候論·卷十》：「此由體虛，腠裡開，風邪在筋故也。……邪客機關，則使筋攣，邪客於足太陽之絡，令人肩背拘急也。」說明「邪之所湊，其氣必虛」，痺痛的產生多有「體虛」前提之理。其立論點與周師不謀而合。

三、三天三骨症之西醫病理

　　現代醫學對於此類病症的原因認為可能與急慢性損傷、勞損及不良姿勢等有關，使得肩胛胸肋間的滑囊和軟組織充血、水腫等無菌性炎症。病患局部疼痛瘀血腫脹，功能障礙。涉及的神經根病變大都為第三、四、五頸神經。❸

四、三天三骨症臨床症狀及針灸取穴：

（一）臨床症狀

　　依據周師所著《三大經絡疾患之針灸特效法則》❹，對三天三骨症的臨床症狀定義如下：

1. 肩胛部位疼痛：包括痠痛、刺痛，肩部無法承重，放射痛則及於同側枕部、頭頂、上臂後側到手（太陽、少陽路線）。

2. 同側胸壁第四、五肋間神經的分布區會疼痛。

3. 壓痛點：

（1）斜方肌枕端（天柱穴）或頭端側緣。

（2）斜方肌的肩端上方（秉風穴）。

（3）肩胛內上角附近（曲垣、天髎）。

（4）擠壓胸骨會加重肩胛區疼痛。

（二）針灸取穴

　1. 三天：天應穴、天髎穴、天柱穴。

　2. 三骨：腕骨穴、絕骨穴、束骨穴。

（三）操作說明

　1. 天髎穴須透曲垣，並採合谷刺法。

　2. 針腕骨穴若效不佳，以後谿穴代之。

　3. 天應穴拔罐放血後，以艾條灸30分鐘。

（四）臨證加減

1. 外感：加風池穴，同時絕骨穴透三陰交穴。
2. 手麻：曲池穴透少海穴，手三里穴、肩髃穴採溫灸針。
3. 虛勞：天宗穴隔薑五柱灸。

五、中醫經絡辨證

三天三骨症病位在頸部及肩胛部，依據中醫傳統經絡學說，將循行於此部位之經絡及經脈病證整理於下表。

表1 循行於頸部及肩胛部的經絡及其有關之經脈病表

經絡	循行	經脈病證
手太陽小腸經	……出肩解，繞肩胛，交肩上，入缺盆……。	1.是動則病……肩似拔，臑似折。 2.是主液所生病者，……頸、頷、肩、臑、肘、臂外後廉痛。
足太陽膀胱經	1.……其直者，從巔入絡腦，還出別下項，循肩髆內，挾脊，抵腰中……。 2.其支者，從腰中下挾脊貫臀，入膕中……。 3.其支者，從髆內左右，別下貫胛，挾脊內，過髀樞……。	1.是動則病……項如拔，脊痛，腰似折……。 2.是主筋所生病者，……項、背、腰、尻、膕、踹、腳皆痛……。
手少陽三焦經	……上貫肘，循臑外，上肩而交出足少陽之後，入缺盆……。	是主氣所生病者，……耳後肩臑肘臂外皆痛……。
足少陽膽經	……循頸，行手少陽之前，至肩上，卻交出手少陽之後，入缺盆……。	是主骨所生病者，……胸脅、肋、髀、膝外至脛、絕骨、外髁前及諸節皆痛……。

由上表看出，循行於頸部及肩胛部的經絡主要為手足太陽經及少陽經，其中，手足太陽經多行於後側，而手足少陽經則行於外側。同時，此四條經絡之經絡病候中，皆與頸肩項背痛證有關，因此臨床上，可取此四條經絡以調理治之，與周師臨床觀察其放射痛在太陽少陽二經的現象相符。

但是需注意的是，經脈病證中見肩背痛之經絡不僅以上四條經絡，如手太陰肺經經脈病證中，無論是氣盛有餘或氣虛都會導致肩背痛（其原理將於後文中說明），所以臨床辨證及取穴思考可多層面。

六、三天三骨症相關肌肉群解剖位置及功用[5]：

表2 頸肩部肌肉解剖位置及功用表

肌肉	起點	止點	功用
棘上肌	棘上窩	肱骨大結節	使手臂外展、內旋及外旋
棘下肌	棘下窩	肱骨大結節	使手臂外旋

斜方肌	上項線、枕骨粗隆、項韌帶，及第七頸椎和所有胸椎的棘突	肩胛棘、肩峰和鎖骨	旋轉、舉起和降低肩胛骨、旋轉頭部
提肩胛肌	第一至第四頸椎橫突之後結節	肩胛內上角	提起肩胛角及旋轉頸部
小菱形肌	第六、第七頸椎棘突	肩胛棘上方之肩胛骨內側緣	使肩胛骨向內側和向上方移動
大菱形肌	第一至第四胸椎棘突	肩胛骨內側緣	使肩胛骨向內側和向上方移動

七、穴位特性解析

　　對於周師治療本症所採用之穴位，筆者嘗試從所屬經絡特性、功效主治、古今治療經驗及其他資料分析。

（一）天應穴：

1. 典型的「以痛為俞」取穴法。
2. 《素問‧三部九候篇》曰：「必先度其形之肥瘦，以調其氣之虛實，實則洩之，虛則補之，必先去其血脈而後調之，無問其病，以平為期。」❻ 天應穴點刺出血之法深符經旨。

（二）天柱穴：

1. 功效：疏風通絡，熄風寧神。❼
2. 主治：「頭痛，項強，眩暈，目赤腫痛，鼻塞，咽腫，肩背痛，癲狂癇；咽喉炎，落枕，癔病，神經衰弱，視網膜出血。」❼
3. 古人治療經驗：
　　（1）《備急千金要方》：「養老天柱主肩痛欲折。」❽
　　（2）《針灸大成‧百症賦》：「項強多惡風，束骨相連於天柱。」❾
　　（3）《針灸大成‧東垣針法》：「氣在於頭，取之天柱、大杼。不足，取之足太陽滎、俞：通谷、束骨。」❿
4. 就以現代解剖學，天柱穴恰位於斜方肌及提肩胛肌的起始點附近，治療此二肌肉之疾患自有特效。
　　綜上所述，天柱穴主治多偏於穴位所在位置的頭頸部為主。

（三）天髎穴、曲垣穴：

1. 此二穴為提肩胛肌的止點，為肩頸部痠痛主要的壓痛點及筋結所在。二穴皆為局部取穴，主治局部疾患。

2. 針法採取透穴法：

（1）一針透兩穴是為「擔法」，療效比分別下針佳。

（2）二穴一屬手少陽經，一屬手太陽經，透穴可兼疏兩經之氣血，一舉兩得。

（四）腕骨穴：

1. 功用：增液止渴，利膽退黃。[11]

2. 主治：「頭痛，項強，耳鳴，耳聾，目翳。熱病汗不出，消渴，脅痛，黃疸，瘧疾，頸項頷腫，指攣痹痛，驚風，瘛瘲；糖尿病，腮腺炎」[11]。

3. 手太陽小腸經的原穴：《靈樞·九針十二原篇》曰：「五臟有六腑，六腑有十二原，十二原出於四關，四關主治五臟，五臟有疾，當取之十二原。十二原者，五臟之所以稟三百六十五節氣味也。五臟有疾也，應出十二原。」[12] 小腸為泌別清濁之腑，所以，腕骨穴可分利濕熱，調節小腸功能。故本穴自古即為退黃疸之要穴，如《針灸大成·玉龍賦》：「脾虛黃疸，腕骨中脘何疑。」[13] 及《針灸大成·通玄指要賦》：「故知腕骨祛黃。」[14]。

4. 手足同名經相通法：手足太陽經氣相通，手太陽經穴位可治療足太陽經病證。

5. 生物全息律投影區：大陸學者對於《針灸大成》中腧穴功效的計算機分析[15] 後所提出的全息元假設，可以說明針灸許多穴位為何可遠道取穴之因。依據該假說，腕骨穴所在位置，採用「上肢部一級全息元」，則其投影區在頸椎，鄰近胸椎處；採用「上肢部二級全息元」，則其投影區在胸椎，鄰近腰椎處。

6. 古今以本穴治療肩背疾患之經驗：

（1）《備急千金要方》：「腕骨主肩臂疼。」[16]

（2）《針灸大成·雜病穴法歌》：「腰連腿疼腕骨升，三里降下隨拜跪。」[17]

楊維傑氏在《針灸經穴學》中，對於腕骨穴能治肩臂痛及退黃之理，有精闢的解說：「小腸為分水之官，能調整大小便，清濕作用極強，更由於脾與小腸相通，脾主濕及主四肢，因此針刺小腸經穴位對於四肢風濕之治療頗具療效，腕骨為小腸經原穴，效果當然甚佳。」[18]

對於《針灸大成·雜病穴法歌》中的腰連腿痛，楊氏認為即今之坐骨神經痛，如為太陽經走向之坐骨神經痛，建議合用後谿穴成倒馬針，療效顯著。

綜上所述，腕骨穴透過與足太陰脾經、足太陽膀胱經經氣相通，且全息律投影區在頸、胸椎近腰處，一方面可清利濕熱，治療本經所過的肩臂四肢疼痛，且可兼及足太陽膀胱經所行的腰背痛。

（五）絕骨穴：

1. 功用：平肝息風，益腎壯骨，通經活絡。[19]

2. 主治：項強，胸脅脹痛，下肢痿痺，咽喉腫痛，落枕，腳氣，半身不遂，痔疾，瘰癧，腋下腫；頸淋巴結核，坐骨神經痛，肋間神經痛。❶⑨

3. 髓會絕骨：絕骨穴為髓會，可治療與骨髓有關之病。髓藏於骨中，且足少陽膽經主骨所生病者，故本穴可兼治骨病。

4. 本穴位於足臨泣（俞木穴）及陽輔（經火穴）之間，木火常相挾為病，且俞穴主體重節痛，本穴居其中，可清膽木之火而息風，並能治療本經循行部位之痛證。

5. 古今治療經驗：絕骨穴在許多針灸歌訣中的治證，多與膽經及局部病證有關。近人常用此穴配合後谿、天柱治療落枕。

6. 生物全息律投影區：依據前述的全息元假設，絕骨穴所在位置，採用「下肢部一級全息元」，則其投影區在頸椎，鄰近胸椎處；採用「下肢部二級全息元」，則其投影區在腰椎處。（與本穴同經的陽陵泉為筋會，採用「下肢部一級全息元」，則其投影區亦在腰椎處。）

　　綜上所論，絕骨穴屬少陽經，是為髓會，全息律投影區在頸、胸、腰部，本身即具有治療少陽經所過的筋骨疾患之效，如項強、落枕、坐骨神經痛等。臨床上，還常見許多膽固醇偏高的患者，兼有頸肩背痠痛的情形，選用本穴疏利肝膽，從本而治，療效更佳。

（六）束骨穴：

1. 功用：祛風清熱，寧心通絡。❷⓪

2. 主治：頭痛，項強，目眩，目黃，耳聾，癲狂，背生疔瘡，腰背痛，下肢後側痛；神經性頭痛，精神分裂症，結膜炎，肝炎，坐骨神經痛。❷⓪

3. 足太陽膀胱經的俞穴：
   （1）俞穴主體重節痛，故主治本經循行部位的疼痛等證。
   （2）陽經俞穴屬木，是為本經的子穴，實則瀉其子，可瀉本經之實證。
   （3）臟腑通治法：楊氏提出「五臟別通」❷① 或「臟腑通治法」❷②，其中「肺與膀胱通」，即兩經經氣相通，治療上可取通經的穴位，如取肺經穴治膀胱經病，或取膀胱經穴治肺經病。《傷寒論》中，太陽病的提綱證為「脈浮，頭項強痛而惡寒。」所以風寒外襲，經氣不利，也會導致頸肩僵硬痠痛。肺經與膀胱經皆主一身之表，若因風寒濕邪束表所致的痠痛症狀，可取用束骨穴，疏通兩經經氣，以解表邪。

3. 古今治療經驗：《針灸大成・百症賦》：「項強多惡風，束骨相連於天柱。」❾

4. 生物全息律投影區：依據前述的全息元假設，束骨穴所在位置，採用「下肢部二級全息元」，則其投影區在頸椎，鄰近胸椎處。

綜上所論，束骨穴對於本經所過部位的疼痛症狀有特殊療效，尤其是實證、表證更佳。

八、臨床應用心得：

（一）與三天三骨症最直接相關的肌肉群為提肩胛肌及大、小菱形肌，胸骨痛較少見：

1. 提肩胛肌病變：許多主訴頸僵硬疼痛的病人，以手觸診局部肌肉，多數在天髎穴附近會出現條索狀或圓突形的筋結。患者通常反應這是主要痛點，壓之痛甚。其形成的原因，多與長期肌肉緊張或打電腦時間過長、姿勢不良有關。因為以上因素皆會使得肩部肌肉緊張，肩膀上聳，提肩胛肌持續收縮，提肩胛肌止點長期受力，久而久之，肌肉拘攣腫脹壅滯，形成筋結。當然，頸椎的錯位也會造成不適。

2. 大小菱形肌病變：中醫常說的「膏肓」或足太陽膀胱經的「膏肓穴」，其所在位置，淺肌層為斜方肌，深層肌即為大小菱形肌。若排除內科病所反射而來的膏肓痛，僅就中醫傷科的範疇而言，形成膏肓痛的原因與造成提肩胛肌痠痛的原因類似。但據筆者臨床觀察，本症有時與手臂用力不當有關，如突然用手牽拉重物或手臂挫傷，其作用力會循手臂上行至肩胛骨，然後影響到止於附近的大小菱形肌，造成痠痛。另外，胸椎錯位也是部分原因。

臨床上，頸肩僵硬痠痛（提肩胛肌）與膏肓痛二者不必然同時出現，但在治療上，筆者的思路都是一樣的。無論有無脊椎錯位問題，一般先以針灸舒緩局部肌肉，調節經絡及改善氣血循環。針灸時，先取健側穴位，配合動氣療法，即醫者一邊行針，同時請患者轉動頸部、聳肩或擴胸以運動大小菱形肌。症重者，可加同側穴位。起針後，若頸椎或胸椎錯位者，予以扳法復位；若無錯位，而局部有特定痛點者，可刺絡拔罐放血。

（二）三天三骨組穴針灸順序：

1. 不建議先在患處取穴下針，因為一方面無法行動氣療法，另一方面局部氣血已為其所擾亂，反而有礙療效。

2. 建議先遠部取穴，由遠端而近端，並配合動氣療法。臨床上，可先針健側或疼痛程度較輕一側，一般順序為束骨穴→絕骨穴→腕骨穴→天柱穴→天髎穴透曲垣穴→局部阿是穴。阿是穴可用針法，或是出針後，予以拔罐疏通氣血，或以滑罐找出瘀血點，直接點刺放血。

3. 用穴的多寡，與病情輕重程度有關。有時不必所有穴位全用。如《針灸大成·百症賦》中治療項強多惡風，僅用束骨穴與天柱穴。臨床應用時，症輕

者，常見針雙側束骨穴後，頸部原先緊繃的肌肉已明顯鬆弛，病人感到輕快許多，此時可依據病情，或針腕骨穴（手足同名經兼上下配穴法），或針天柱穴（同經上下配穴法），或針天髎穴透曲垣穴（局部取穴法），加強療效即可。若症較重者，可於針完全部配穴後，再加針京骨穴配合束骨穴成倒馬針（京骨穴為足太陽膀胱經原穴，與束骨穴合用－俞原穴合用，效果更強），或加上風池穴與天柱穴成倒馬針（風池穴為斜方肌起點，臨床常用以治療少陽經的頸肩痠痛）。同時捻針。針後頸肩若仍不適，可配合推拿手法。

（三）對於急性膏肓痛，亦即病程較短，疼痛明顯者，筆者常於手陽明經或手太陰經取穴治療。其應用原理有二：

1. 要經取穴法：楊氏㉓根據《靈樞・始終篇》：「從腰以上者，手太陰陽明皆主之；從腰以下者，足太陰陽明皆主之。」，認為四總穴歌中「肚腹三里留（從腰以下者，足太陰陽明皆主之），……頭項尋列缺，面口合谷收（從腰以上者，手太陰陽明皆主之）」即是應用此法則。基於此理，可取手太陰陽明經穴治療腰部以上的膏肓痛。

2. 背俞穴經氣與臟腑相通：膀胱經的背俞穴是五臟六腑經氣轉輸於背部的地方，因此背俞穴可用以調節臟腑功能，換言之，當背俞穴處有病變時，亦可取臟腑的經絡調整之。膏肓部位包括肺俞、厥陰俞、心俞、魄戶、膏肓、神堂等穴，相關臟腑為心肺二者，故可取二經穴位治療。

3. 五門十變治療法：五門十變法最早見於《內經》，但其實際配穴與應用則始於周師㉔。依據五門十變法「乙庚合化金，丙辛合化水」，即肝經與大腸經氣相通，小腸經與肺經經氣相通，所以兩經穴位可互取或互取治病。小腸經行於肩背處，故取肺經穴位可通小腸經而治肩背痛。肝經與大腸經氣相通將在下文一併介紹。周師認為五門十變治療法對於四肢疾病有顯著效果，曾有一「三天三骨症」周師以三天三骨組穴治療不效者，後以其病位屬小腸經，應用五門十變法取肺經的經渠穴而見效。

4. 臟腑通治：

    （1）肺與膀胱通，則頸肩、腰背疾患可取肺經治療；且依據五門十變法，肺經與小腸經通，這就說明了手太陰肺經可治肩背痛之理。

    （2）肝與大腸經相通，肝氣主升，大腸氣主降，凡是肝氣亢於上者，皆可取大腸經穴降之，而且，陽明經本身多氣多血，調整氣血能力強，所以，曲池穴常被用來治療肝陽上亢型的高血壓即為此理。膽固醇偏高患者的頸肩背痠痛，也可經由大腸經穴調整肝膽功能而治療痠痛。

以上說明急性膏肓痛可取手太陰陽明經治療之理。至於實際取穴方面，筆者常於手陽明經上的曲池穴至手三里穴之間，以及手太陰肺經的尺澤穴及其至向下

約3寸之間按壓找尋最痛點下針，可取2-3穴成倒馬針。為何不取專穴？乃因病痛會在相關的經穴上反映，但最痛的點卻不一定正在經穴上，所以在經絡上找出最痛點，離穴不離經，依舊有效，甚至效果更明顯。有時對於怕針的患者，筆者只取列缺一穴，因其為手太陰經絡穴，可通大腸經，同時又可治頭項強痛。

（四）擴充適應證：

從以上分析可知，三天三骨組穴的功用不僅可治療三天三骨症，筆者將之廣泛用於全身上下痠痛症、腰痛，甚至中風後遺症。

若治中風後遺症，可選用「一天三骨」為主穴，即天柱穴、腕骨穴、絕骨穴、束骨穴。以現代醫學看中風，其病位在腦。針灸的十四正經中，入腦的經絡有二，一為足太陽膀胱經，從巔入絡腦；另一為督脈，並於脊裡，上至風府入腦。膀胱經的後谿穴通督脈。膀胱與腎經相表裡，腎經上股內後廉，貫脊屬腎。與督脈會於脊。腎主骨主髓，腦為髓海。手足太陽經氣相通，所以取手足太陽經的腕骨穴與束骨穴治療腦病應有其療效。絕骨穴為髓會，當亦可治腦部髓海病變，所以古人治驗中常見配絕骨穴治療半身不遂。嘗治一中風後遺症兩年多之男性病患，患側手指常有緊繃感。在針束骨穴後，即感緊繃感明顯減輕。但此類臨床案例不多，尚在嘗試階段。

九、結語

《靈樞‧九針十二原》岐伯開宗明義指出「針道」：「小針之要，易陳而難入。粗守形，上守神。神乎神，客在門。未　其疾，惡知其原？刺之微在速遲。粗守關，上守機。……知機之道者，不可掛以發。不知機道，叩之不發。知其往來，要與之期。……迎之隨之，以意和之，針道畢矣。」❷⑤針灸之道誠如岐伯所述「易陳而難入」，現代由於針具的改良，下針容易，痛感輕微，用以直接針刺痛處，止痛效果也不錯，長此以往，醫者易將針灸定位在「頭痛針頭，腳痛針腳」的刻板印象，而未能深入經典，探究深意。

筆者在追隨周師學習針灸的過程中，深深體會針灸是一門深奧的學問，由於病灶病位與治療穴位皆在同一軀體上，人體的奧妙決定了針灸的內涵，這些都遠遠超乎所謂阿是穴、骨骼肌肉神經解剖、四總穴等等的層次。周師曾治一陽強不倒病例，以穴名為主要根據取穴下針，一次而癒。周師也曾以人體上下左右對應關係，用衝門穴治癒了一頑固性雲門穴處疼痛病例。

「三天三骨症」只是周師在行醫數十年歷史中的一個見證——見證了中醫的玄妙與豐富。周師現已屆九十高齡，仍耳聰目明，誨人不倦，桃李滿天下。筆者駑鈍，不揣淺陋擬寫此文，深期能將周師的針灸精神廣傳，嘉惠萬民。

參考文獻：
❶ 周左宇：三大經絡疾患之針灸特效法則，周左宇，台北1999；pp.1。
❷ 伊智雄：實用中醫脊柱病學，人民衛生出版社，北京2002；pp.783。
❸ 周左宇：三大經絡疾患之針灸特效法則，周左宇，台北1999；pp.6。
❹ 周左宇：三大經絡疾患之針灸特效法則，周左宇，台北1999；pp.7-10。
❺ 梁文雄、陳顯堂：圖解解剖學手冊，合記圖書出版社，台北1991；pp.74-88。
❻ 清‧陳夢雷：古今圖書集成醫部全錄，人民衛生出版社，北京1988；20：219。
❼ 孫國杰：針灸學，人民衛生出版社，北京2002；pp.274。
❽ 李景榮等：備急千金要方校釋，人民衛生出版社，北京2002；30：658。
❾ 明‧楊繼洲：針灸大成，人民衛生出版社，北京1990；2：38。
❿ 明‧楊繼洲：針灸大成，人民衛生出版社，北京1990；9：357。
⓫ 孫國杰：針灸學，人民衛生出版社，北京2002；pp.202。
⓬ 清‧陳夢雷：古今圖書集成醫部全錄，人民衛生出版社，北京1988；47：10。
⓭ 明‧楊繼洲：針灸大成，人民衛生出版社，北京1990；2：58。
⓮ 明‧楊繼洲：針灸大成，人民衛生出版社，北京1990；2：61。
⓯ 劉公立，顧杰：急病針灸典籍通覽，上海科學技術出版社，上海2000；pp.305-310。
⓰ 李景榮等：備急千金要方校釋，人民衛生出版社，北京2002；30：658。
⓱ 明‧楊繼洲：針灸大成，人民衛生出版社，北京1990；3：81。
⓲ 楊維傑：針灸經穴學，志遠書局，台北2000；pp.290-291。
⓳ 孫國杰：針灸學，人民衛生出版社，北京2002；pp.350。
⓴ 孫國杰：針灸學，人民衛生出版社，北京2002；pp.318。
㉑ 楊維傑：針灸經緯，志遠書局，台北1998；pp.155。
㉒ 楊維傑：針灸經緯，志遠書局，台北1998；pp.222。
㉓ 楊維傑：針灸經緯，志遠書局，台北1998；pp.218-219。
㉔ 周左宇：扁鵲針灸治療法則，周左宇，台北1997；pp.13-16。
㉕ 清‧陳夢雷：古今圖書集成醫部全錄，人民衛生出版社，北京1988；47：2。

周氏用穴經驗系列之一：
然谷穴治偏頭痛探討

沈邑穎

原載於：臺灣中醫臨床醫學雜誌 Vol.12 No.3, 2006/09, pp.239-243

摘要

　　本文是論述周左宇老師針灸經驗系列文章之一。文中主要探討然谷穴治療偏頭痛的經驗與可能的機轉。作者首先分析然谷穴本身特性，該穴除了具有治療與腎經或腎臟有關的病變外，也與火之為病有關，此火包括實火、虛火及陽虛之證。作者再以腎臟水火的特性，以及腎經的循行、通經等內容，探討然谷穴治療偏頭痛的可能機理，包括頭痛部位及頭痛性質。分析結果顯示，然谷穴確有治療偏頭痛的中醫機理。

緣起

　　在易經學會上 周左宇老師的針灸課是一個驚心動魄、精彩絕倫的經驗。因為周師本身就是一部中華民國近代史（民國三年出生）。周師出身中醫世家「北京永安堂」，此乃中共統治大陸前與北京同仁堂並列的大藥堂，從小耳濡目染，對中醫很有興趣。周師也曾從幾位針灸大師，如承澹盦先生、孫培榮先生等，曾在抗戰期間，與承澹盦師在大後方以針灸治療時疫，頗受好評。周師也是黃埔軍校正規班出身，歷經許多戰役，在槍林彈雨中穿梭，對於人生的得失態度非常豁達，唯獨對於針灸的傳承與發展卻非常執著。今年國醫節後，筆者特地前往拜訪周師，將一篇中醫治眼病的文章送請老師指正，言談中，周師仍一再勉勵我們要多用針、常用針。

　　向周師學習針灸的學長姐人數約有四至五萬人，其實輪不到筆者這種後生小輩夸夸其談周師的經驗。可是，由於學長姐們都在社會上默默為人群付出，以實際行動發揚周師的針灸精華，較少將周師的經驗文載於世。筆者也是周師針灸學的受惠者，臨床上用之療效顯著，深感應該將針灸奇術系統整理，公諸於世，一方面做為台灣針灸發展史上的一項歷史見證，另一方面也希望作為針灸後續發展的墊腳石。

　　周師上針灸課時都是傾囊以授，毫不保留，三年前當筆者在撰寫周師的「三天三骨症」經驗時，事前當面向老師報告以徵得老師同意，記得周師以一貫的爽朗個性，哈哈大笑說：「當然可以！沒有關係，盡量寫！」因此，筆者不自量

力，選取周師部分用穴經驗，整合成六篇文章，分別是：然谷穴治偏頭痛經驗、養老透間使臨床應用、陽谿穴治心律不整經驗、三天三骨穴之應用、氣衝穴治胸痛應用、五門十變法的臨床應用體會等，將陸續刊出，但願筆者的拙筆能呈現周師針灸精華之萬一是幸。

另外，這些文章旨在記錄老師的經驗以及筆者個人的淺見，並非很嚴謹的醫學性文章，歡迎各位先進指正。文中若有疏漏之處，與周師無涉，自應由筆者承擔起相關責任。

一、周左宇老師經驗

周師過去在美國講課時，曾在一次飯局中，當場用針灸治療一位長期偏頭痛又屢治無效的校長，周師取用健側然谷穴，結果一針見效，從此未再發作。周師認為本穴所治偏頭痛部位，以頭維穴附近特別有效。若於然谷穴處疼痛，可用陽谿穴治之。

二、筆者經驗

一位中年女性患者在針治主要症狀過程中，順便提及常有偏頭痛一症，筆者當場加針健側然谷穴後，患者表示偏頭痛當場解除，而且從此也未再犯。

三、然谷穴治偏頭痛之中醫理論基礎

然谷穴本身的特性：

（一）五行特性： 然谷穴為腎經的滎穴，五行特性屬火。由於穴位具有雙向調節功能，所以然谷穴除了可以瀉腎火，也可以補腎火（陽）。

（二）穴名釋義： 「然骨者，……通於心脾，有龍臨深淵之性。」——《古法新解會元針灸學》❶；「谷而得然者，猶龍雷之火出於淵也。養生家謂水中有眞火，今學者謂地心有眞熱。觀本穴所治，凡腎火衰微所生種種弱症，刺此穴俾以發動內熱也。」——《針灸穴名解》❷。從穴名釋義可知，然谷穴以補腎火為主。

（三）古代針灸典籍對於本穴的主治，多治與腎相關病變為多，並無治療偏頭痛的記載。如：

1.《素問・繆刺論》：

（1）「邪客於足少陰之絡，令人卒心痛暴脹胸脅支滿，無積者，刺然骨之前出血如食頃而已。」

（2）「人有所墮墜，惡血留內，腹中滿脹，不得前後，先飲利藥，此上傷厥陰之脈，下傷少陰之絡，刺足內踝之下，然骨之前血脈出血。」

（3）「嗌中腫不能內唾，時不能出唾者，刺然骨之前，出血立已。」❸

2.《靈樞・厥病》：

（1）「厥心痛，與背相控善瘈，如從後觸其心，傴僂者，腎心痛也，先取京骨崑崙。發針不已，取然谷。」

（2）「厥心痛，痛如以錐針刺其心，心痛甚者，脾心痛也，取之然谷、太谿。」❹

3.《針灸甲乙經》：

（1）「癲疝，然谷主之。」❺

（2）「痿厥癲疾，洞泄，然谷主之。」❻

（3）「消渴黃癉，足一寒一熱，舌縱煩滿，然谷主之。」❼

（4）「女子不字，陰暴出，經水漏，然谷主之。」❽

（5）「小兒臍風，口不開，善驚，然谷主之。」❾

4.《針灸大成・通玄指要賦》：「然谷瀉腎。」❿

5.《醫宗金鑑・刺灸心法》：「然谷主治喉痹風，咳血足心熱遺精，疝氣溫瘧多渴熱，兼治初生兒臍風。」⓫

（四）在董氏奇穴系統中，然谷穴又稱「火散穴」，主治「頭痛、腦脹、眼角痛、腎虧、頭暈、眼花、腰痠、背痛」⓬，從其別名及主治，可見本穴主治除了與腎有關病變外，還與火有關。

然谷穴治偏頭痛的可能機理探討

（一）頭痛部位：

1. 腎經及膀胱經循行：腎經通過與膀胱經的表裡關係，在頭部所主病位與後腦部位有關。膀胱經透過陽維脈、陽蹻脈與胃經及膽經相交會，故膀胱經可治胃經及膽經病變。

2. 腎主髓主腦：應可用於治療頭部深層的部位。

3. 腎經與胃經相通：在五門十變法中，腎經與胃經相通，透過通經法，腎經穴位可治胃經循行所過病變。

4. 腎經與三焦經相通：在臟腑別通法中，腎經與三焦經相通，手足少陽為同名經，少陽經循行部位以顳側為主，透過通經及同名經的概念，腎經穴位可治少陽經疾病。

腎經本身可治頭部病變，而頭維穴為胃經經穴，且為足少陽陽明兩經之會，透過以上循行部位的分析，腎經可治胃經與膽經病變，當然包括頭部顳側及頭維穴處。

（二）頭痛性質：

1. 久病及腎：久病病情多牽延影響至腎，對於陳年痼疾可考慮取腎經治療。

2. 腎經與胃經相通：在五門十變法中，腎經與胃經相通。胃經主血之所生病，大小腸經主津液所生病，兩經下合穴寄於胃經，故胃經亦主津液病變。胃為氣血生化之源，腎為先天真水真火所藏之處。胃腎兩經可同時為病，二者與熱及津液病變有關，故在《傷寒論》中，陽明經病及少陰經病中有以大承氣湯急下以救津液之證。

3. 腎經與三焦經相通：在臟腑別通法中，腎經與三焦經相通，三焦主相火，循行部位主顳側，透過通經的概念，然谷穴可治屬少陽的頭痛。

4. 然谷穴為腎經火穴：腎藏水火，《針灸大成‧通玄指要賦》認為本穴可瀉腎，穴名釋義則認為本穴可本補腎陽。因此本穴透過虛實補瀉，可治與火有關的病變，包括實火、虛火及陽虛。

　　腎主藏水火，為病特質寒證熱證皆可見，透過上述的分析，在慢性病中，若有津液不足、火氣偏亢，或有陽虛不足的現象時，應可選用然谷穴治療。

四、結論：

　　綜上述所論，腎經可治頭痛病變，其部位涵蓋全頭部以及腦部，病性上可與熱及津液有關，這樣的特性與滎火穴的然谷穴是相符的，因此選用該穴來治療長期偏頭痛，尤其是頭維穴附近應有一定的療效。

參考文獻：

❶ 王德深：中國針灸穴位通鑑，青島出版社，大陸，2004：1468。

❷ 王德深：中國針灸穴位通鑑，青島出版社，大陸，2004：1468。

❸ 清‧陳夢雷：古今圖書集成醫部全錄第一冊醫經註釋，人民衛生出版社，大陸，1988：554-568

❹ 清‧陳夢雷：古今圖書集成醫部全錄第二冊醫經註釋，人民衛生出版社，大陸，1988：215-221。

❺ 黃龍祥：針灸名著集成，華夏出版社，大陸，1997：115。

❻ 黃龍祥：針灸名著集成，華夏出版社，大陸，1997：126。

❼ 黃龍祥：針灸名著集成，華夏出版社，大陸，1997：128。

❽ 黃龍祥：針灸名著集成，華夏出版社，大陸，1997：140。

❾ 黃龍祥：針灸名著集成，華夏出版社，大陸，1997：141。

❿ 明‧楊繼洲：針灸大成，人民衛生出版社，大陸，1990：61。

⓫ 清‧吳謙：醫宗金鑑，人民衛生出版社，大陸，1990：2248。

⓬ 楊維傑：董氏奇穴針灸學，樂群文化公司，台灣，1993：69。

周氏用穴經驗系列之二：
養老穴透間使臨床應用

沈邑穎

原載於：臺灣中醫臨床醫學雜誌 Vol.13 No.1, 2007/03, pp.76-79

摘要：

　　本文是論述周左宇老師針灸經驗系列文章之二。文中主要探討養老穴透間使穴的作用機理，並在此基礎上擴大臨床應用。養老穴透間使穴原為周師治療急性腰扭傷用穴，作者從定位及命名兩方面分析兩穴的主治特性，歸納養老穴活血通絡，可治療四肢頭項腰背、退化性疾患及目疾有效，尤善於治療旋轉不利之證；間使穴行氣活血，可治人體前後正中線部位疾患，對於俯仰不利之證有特殊療效，也可治療血脈、神志病。兩穴合用加強了行氣活血通絡止痛之效，可擴大應用於治療各種氣血瘀滯所致之四肢軀體疼痛、臟腑病證、目疾及神志疾患。

　　周左宇老師常以養老穴透間使穴，配用腎俞穴透志室穴、委中穴，治療急性腰扭傷，療效顯著，本文將探討養老穴透間使穴之機理及臨床應用。

一、機理探討：

（一）養老穴

定位與主治：

1. 小腸經郄穴：養老穴為手太陽小腸經郄穴。
   - （1）小腸經：小腸經與心經相表裡，可治與心經有關的血脈、神志病；與膀胱經、肺經經氣相通，可治表證、津液、四肢頭項肩腰背及目疾。
   - （2）郄穴：郄穴為氣血深集之處，常用於治療急證、急性疼痛及出血。養老穴為小腸經郄，具有較佳的活血通絡功用，可治療本經相關疾病。
2. 所在部位：養老穴位於尺骨小頭近端橈側凹陷中：
   - （1）此處主要循行經絡為手少陽經，養老穴為手太陽經穴位卻位於手少陽經上，因此可兼治手太陽、少陽二經之病。
   - （2）尺骨小頭為手臂旋轉的樞紐，養老穴位於此，因而可治旋轉不利的病證，近代文獻多用於治療急性腰扭傷、足踝扭傷等旋轉障礙之證。
3. 全息對應：小腸經與膀胱經相通，可治膀胱經之疾，膀胱經循行於腰背部；在手部循行部位也與腰背相對應，因此養老穴對於腰背疾患亦有療效。

命名與主治：

　　古人對於穴位的命名皆有深意，對於養老穴穴義《針灸穴名淺解》認為「養有益的意思，……針此有益於老人的健康長壽，故名養老。」❶《穴名釋義》認為「本穴所治爲『肩痛欲折，臑似拔，手不能自上下』，『目視不明』等老年性多發性疾病，故名養老。」❷ 本穴從其命名可知對於退化性疾患有特殊療效。

　　綜合以上分析，養老穴活血通絡，在病位上可治療四肢肩項腰背疾患，尤善於治療旋轉不利之證。病性上可治療小腸經、心經、膀胱經、肺經及三焦經疾患，對於急性疼痛、表證、氣血津液、四肢頭項肩腰背、退化性疾患及目疾有效。

（二）間使穴

定位與主治：間使穴為手厥陰心包經經穴，為火經的金穴。

1. 心包經：心包為臣使之官，心包經主脈之所生病，是動病「心中澹澹大動……喜笑不休」，並與足厥陰肝經經氣相通，肝主藏血，故本經可治血分病及神志異常疾患；與三焦經相表裡，三焦為氣血津液道路，三焦經主氣之所生病，故本經可治氣血津液失常之疾。

2. 經穴：
   （1）陰經經穴五行屬金，金剋木，可治肝木為病，本穴歷代為治瘧要穴。
   （2）經穴主喘咳寒熱，五臟對應在肺，肺主氣，故本穴可治氣之為病，《常用腧穴臨床發揮》❸ 認為本穴可治情志失調、氣機不暢所致之病，其功效類似柴胡、枳殼、木香、青皮、陳皮、鬱金、香附等藥。
   （3）心包經主血分病，間使穴為經金穴偏主氣分病，因此本穴為「血中之氣穴」，有明顯的行氣活血止痛效果，善於治療氣血深結之痼疾。《常用腧穴臨床發揮》認為本穴「對心與心包絡之間、心包絡與三焦之間，負有調和氣血之使命」，具行氣散滯功效，並歸納其功能為四：① 肝氣鬱結，氣滯不行；② 閃挫扭傷，氣機不暢；③ 氣滯血瘀，阻滯經脈循行處所發生的病變；④ 情志失和，氣機阻滯所致的肝膽脾胃病。

3. 全息對應：心包經位於前臂正中線，根據臨床觀察，本經與人體前後正中線相對應，亦即任督二脈所過之胸腹腰背處，若於此處有氣血瘀滯者，從間使穴到郄門穴之間的肌肉會有腫硬壓痛，且對於軀體前後俯仰不利之證效佳。因此，於此針灸可行氣活血。

命名與主治特性：

　　本穴又名「鬼路」，為扁鵲十三鬼穴之一，可治療「精神失常，癲病抽驚」❹。清張隱庵謂：「心主血，心包主脈，君相之相合。……間使者，君相兼行之使

道也。」❺間使穴可治血與脈之病。

綜合以上分析，間使穴在病位上可治人體前後正中線部位疾患，且擅長於俯仰不利之證。病性上可治心包經、心經、三焦經及肝經疾患，因其突出的行氣活血止痛效果，對於氣血津液、神志病有特殊療效。

養老穴與間使穴合用，由陽經透至陰經，全息對位上乃穿過整個人體部位，因此在病位上，可治療四肢、胸腹及肩項腰背病位較深的疾患，尤其從前胸痛至後背，後背痛至前胸，以及前後左右活動不利疾患有明顯療效。在病性上，透過較強的行氣活血、舒筋通絡，可治療氣血瘀滯所致各種急慢性疾患。茲將兩穴功用主治比較於下表。

養老穴與間使穴功用主治比較表

穴名	穴位	主治病機	血證特性	病位深淺	病情特性	主治		其他治證
						部位	特性	
養老穴	郄穴	氣血瘀滯	出血	較深	急性	四肢頭項腰背	旋轉不利	神志異常 目疾 老化
間使穴	經穴	氣血瘀滯	瘀血	較深	慢性	胸腹腰背	俯仰不利	神志異常 癭疾

二、臨床應用

養老穴與間使穴兩穴合用，行氣活血、舒筋通絡，具有相乘效果，適用於明顯的氣血瘀滯、病位較深、病情較重之各種急性、慢性疾患。

（一）四肢軀體疼痛：急性扭挫傷、慢性陳年痼疾，腫痛出血，前後左右活動不利者。

（二）臟腑病證：兩穴透過表裡經及通經關係，與五臟六腑皆有關連，凡是氣血淤滯之疾皆可治療。

（三）目疾：各種眼底病變，如黃斑病變等。

（四）神志疾患：包括心神與腦部病變，如不寐、癭病、神志不安、記憶力下降等。

三、針刺法

（一）患者掌心轉向胸部，刺手以1.5寸針由尺骨小頭橈側凹陷處下針，針尖與皮膚約成45度，朝間使穴方向斜刺，押手置於間使穴處，以確定刺入方向是否正確，並避免針刺過深。

（二）本透針針感很強，最好以直針方式徐徐刺入為佳，避免捻入或強手法刺激。

（三）得氣後，以直進直出方式行針，並配合動氣療法。

（四）留針時手部需固定位置，以免滯針難出。

四、結論

　　養老穴透間使穴為周師治療急性腰扭傷主要用穴，但從定位及命名兩方面分析兩穴之特性，兩穴合用加強了行氣活血通絡止痛之效，可擴大應用於治療各種氣血瘀滯所致之四肢軀體疼痛、臟腑病證、目疾及神志疾患。

參考文獻：
❶ 王德深：中國針灸穴位通鑑，青島出版社，大陸，2004：553。
❷ 王德深：中國針灸穴位通鑑，青島出版社，大陸，2004：554。
❸ 李世珍：常用腧穴臨床發揮，人民衛生出版社，大陸，1991：571-582。
❹ 王德深：中國針灸穴位通鑑，青島出版社，大陸，2004：395。
❺ 王德深：中國針灸穴位通鑑，青島出版社，大陸，2004：395。

周左宇老師大事紀

周師一生幽默、詼諧，心中坦蕩不藏私，樂於與人分享，個性達觀開朗、善良純真，鮮少生氣計較的價值觀更是他保持長壽之道。其樂觀開朗的性格，堪稱現代老頑童，在海峽兩岸都享有盛名。

- 西元1914年（民國3年）出生，祖籍河北。

  出身中醫世家「冀阜永安堂」，從小耳濡目染，對中醫很有興趣。一生拜師四位針灸名家之下，第一位為其父親周汝漢（號月波）。早年隨父親周汝漢行醫，數十年來，馳名於河北、河南、湖南、四川。

- 畢業於北京師範大學歷史系。

- 考上黃埔軍校，投身軍戎，參與不少戰役，以少將身分除役。

- 西元1940年（民國29年）於重慶取得中醫師執照。

- 師承中醫名家。

  除家學淵源外，亦拜師山西名家楊天霖先生，楊師教法嚴厲，深深影響周師一生治學態度。後在四川重慶拜於第三位老師承澹盦先生門下，承師為當時名震四方的針灸大師。抗戰期間，周師與承澹盦師在大後方以針灸治療時疫，頗受好評。

- 西元1949年（民國38年）隨國民政府來台，通過中醫檢覈考試取得中醫師合格證書，復拜於第四位老師孫培榮先生門下，精進針灸。

  與孫派同門師兄弟諸多針灸同道、大家，共同研究多年，成立台北針灸義診中心，使針灸技術更精進。擔任台北義診中心總幹事期間，義診患者共數萬人，奇效累見，於此累積豐富臨床經驗，並培育諸多針灸人才。後因患者不斷增加，且資金需求過高，故結束台北義診中心的營運。

●曾任永安堂醫藥器材公司董事長。

●西元1971（民國60年）年開始，在中華民國易經學會定期授課。
每一期授課為期半年，至今已經開辦百餘期，向周師學習針灸的學生
人數約有4至5萬人。

●西元1971年（民國60年）開始，在中國醫藥學院、台北醫藥學院、針
灸義診中心等處不定期授課。
周師桃李滿天下，至今共收有入室弟子115位。

●西元1971年（民國60年）出版《針灸重點釋義》。

●西元1973（民國62年）出版《扁鵲針灸治療法則》，已再版12次。

●西元1976年（民國65年）出版《針灸斷病法則》。

●西元1984年（民國73年）由友人武仲瑛整理出版《周公短文集粹》。

●西元1984年（民國73年）恭錄孫培榮老師的經驗成《培公針灸驗案
歌》。

●西元1987年（民國76年）出版《針灸配穴思路》。

●西元1989年（民國78年）出版《針灸快針療法》。

●西元1993年（民國82年）出版《周公月波臨床菁華錄》。

●西元1993年（民國82年）出版《周左宇書畫小冊》。

●西元1999年（民國88年）出版《三大經絡疾患之針灸治療法則》。

●西元2011年（民國100年）7月21日辭世，享壽97歲。

周左宇老師大事紀

國家圖書館出版品預行編目資料

古典經絡針灸大家：周左宇醫道精要 / 沈邑穎作. --
二版. -- 臺北市：橡實文化出版：大雁文化發行,
2017.8
240面；23×17公分
ISBN 978-986-94199-4-9（平裝附光碟片）

1.針灸 2.經絡

413.91　　　　　　　　　　　　　105025540

BE0001R
古典經絡針灸大家──周左宇醫道精要

作　　者	沈邑穎
特約主編	莊雪珠
封面設計	黃聖文
內頁構成	舞陽美術・張淑珍、張祐誠
校　　對	沈邑穎、莊智翔、賴佳君、徐名慧、鄉家明子、莊雪珠
繪　　圖	王佩娟

發 行 人	蘇拾平
總 編 輯	于芝峰
副總編輯	田哲榮
業務發行	王綬晨、邱紹溢、劉文雅
行銷企劃	陳詩婷
出　　版	橡實文化 ACORN Publishing
	地址：新北市231030新店區北新路三段207-3號5樓
	電話：02-8913-1005 傳真：02-8913-1056
	網址：www.acornbooks.com.tw
	E-mail：acorn@andbooks.com.tw

發　　行	大雁出版基地
	地址：新北市231030新店區北新路三段207-3號5樓
	電話：02-8913-1005 傳真：02-8913-1056
	讀者服務信箱：andbooks@andbooks.com.tw
	劃撥帳號：19983379 戶名：大雁文化事業股份有限公司

印　　刷	中原造像股份有限公司
二版一刷	2017年 8 月
二版六刷	2024年 6 月
I S B N	978-986-94199-4-9
定　　價	520元